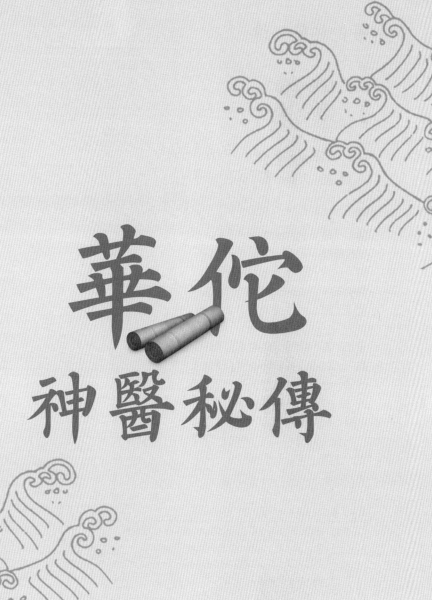

# 華佗

## 神醫秘傳

# 華佗神醫秘傳

著　　者｜（漢）華佗元化 撰，（唐）孫思邈 編輯

點　　校｜彭靜山

整　　理｜王春月

責任編輯｜壽亞荷


發 行 人｜蔡森明

出 版 者｜大展出版社有限公司

社　　址｜台北市北投區（石牌）致遠一路 2 段 12 巷 1 號

電　　話｜(02)28236031・28236033・28233123

傳　　真｜(02)28272069

郵政劃撥｜01669551

網　　址｜www.dah-jaan.com.tw

電子郵件｜service@dah-jaan.com.tw

登 記 證｜局版臺業字第 2171 號


承 印 者｜傳興印刷有限公司

裝　　訂｜佳昇興業有限公司

排 版 者｜弘益電腦排版有限公司

授 權 者｜遼寧科學技術出版社

2 版 1 刷｜2024 年 7 月


定　　價｜400 元

國家圖書館出版品預行編目 (CIP) 資料

華佗神醫秘傳 /（漢）華佗元化撰；（唐）孫思邈編輯
—初版 —臺北市，大展出版社有限公司，2011.12
　　　面；21 公分—（中醫保健站；41）
　ISBN 978-957-468-848-7（平裝）
　1.CST: 中醫典籍　　2.CST: 驗方
　413.13　　　　　　　　　　　　　100020788

# 內容提要

　　《華佗神醫秘傳》，原題「古代眞本」，〔漢〕華佗元化撰；〔唐〕孫思邈編集。

　　全書共二十二卷，卷一爲華佗論病理秘傳，敍診斷之奧秘；卷二爲華佗臨症秘傳，明治療之心法；卷三爲華佗神方秘傳，收麻沸散、神膏等許多爲其他醫書所未載的原方；卷四至卷十九，分述內科、外科、婦科、產科、兒科、眼科、耳科、鼻科、齒科、喉科、皮膚科、傷科、結毒科、急救法、治奇症法、獸醫科等藥方 1100 餘方；卷二十爲製煉諸藥法；卷二十一爲養性服餌法；卷二十二爲附華佗注《倉公傳》。本書對研究中國醫學和指導中醫臨床有重要參考價值。

　　本書據 1922 年古書保存會藏版，上海大陸圖書公司排印本校點，訂正訛誤，並加了必要的注釋。

# 本書編委會

| | | | |
|---|---|---|---|
| 彭靜山 | 王春月 | 王 霞 | 王 虹 |
| 李 斌 | 劉 實 | 李 陽 | 韓 玉 |
| 張立文 | 王利穎 | | |

# 點校前言

　　1920年，古書保存會負責人沈驤，在安徽亳州藏書家姚氏墨海樓的故紙堆中發現墨色暗淡、年代久遠的一種手寫本《華佗神醫秘傳》。1922年由上海大陸圖書公司印刷。封面題「海內秘本」《華佗神醫秘傳》，古書保存會藏版。第一頁是畫像，題曰「漢華佗先生遺像」。接著是三篇序言：一、唐·孫思邈序。二、清·徐大椿序。三、沈驤序。

　　手寫本原題：《古代眞本·華佗神醫秘傳》。目錄：卷一，華佗論病理秘傳。論文48篇，和《平津館叢書·華氏中藏經》卷上、卷中的內容完全相同，僅在字句間略有出入。卷二，華佗臨症秘傳，記載華佗治病的28種要訣，是華佗辨證論治的基礎思想。卷三，華佗神方秘傳，《華氏中藏經》卷下，療諸病藥方60道，只有4道包括在華氏23道神方之中，其他19方爲此書獨傳之秘。麻沸散列爲第一，神膏列爲第六（此二方名見《後漢書·華佗傳》），此外有整骨麻藥，外敷麻藥，解麻藥方，接骨，灌腸，利小便，按摩神術等爲其他醫書所未載，所以謂之神方，「神秘」的推崇是後人所加的。卷四，華佗內科秘傳312

方。卷五，外科 107 方。卷六，婦科 69 方。卷七，產科 84 方。卷八，兒科 112 方。卷九，眼科 43 方。卷十，耳科 33 方。卷十一，鼻科 13 方。卷十二，齒科 35 方。卷十三，喉科 28 方。卷十四，皮膚科 47 方。卷十五，傷科 28 方。卷十六，結毒科（花柳病）15 方。卷十七，急救法秘傳 54 方。卷十八，治奇症法 38 方。卷十九，獸醫科 35 方。卷二十，製煉諸藥秘傳 10 法。卷二十一，養性服餌秘傳 17 方。共計 1103 方。卷二十二，華佗注《倉公傳》，作爲附錄。

各科秘傳的治療方法，除了剖腹、開顱、刮骨療毒、割肌取蟲、引吐、放血、塗鹽等以外，並有針灸、體療、急救溺水、縊死、自刎、電擊、蟲傷及各種中毒的解救方法和閹雞、豬，治牛馬的獸醫科。還有奇疾怪病，包括極爲廣泛，例如：大麻瘋、鶴膝風、軟骨病、白癜風、羊毛疔、水臌、氣臌、久嗽、五膈、消渴、脫疽、人面瘡、痔漏、目珠脫出、魚骨哽喉、竹木入肉、面皯、脫髮、唇裂、腋臭、乾癬、骨折、筋傷、破傷風、凍死、屍厥、蠍螫、蛇咬、腹中應聲蟲、腳底生趾、鼻大如拳、舌縮不出、腹脇間生鱗甲、頭大如斗等千奇百怪之疾病，都有治療方法。而且用藥簡便，藥源充足，隨處都能找到。治病以外，煉製諸藥，養性服餌，應有盡有。可以說是一部簡明的醫藥百科全書，可供臨床治療參考，可做研究華佗學術的比較完備的資料。

更有興趣的是全書 1103 個藥方，有經方，有秘驗單方，多屬容易找到的藥，符合「驗、便、廉」的精

神。章太炎所提在《華氏中藏經》下卷60道方裏沒有《千金》、《外台》所引用的8個華佗所遺藥方，在此書中全部可以找到。麻沸散和神膏更是令人驚異的發現。至於經方，本屬先秦時代所積累的經驗，上世遺書，彼此傳抄，仲景和華佗是同時人，仲景「勤求古訓，博採眾方」，華佗也不會例外。如果華佗所用，並無一個經方，這反而不符合歷史情況了。由此書可見吳普、樊阿等人據華佗遺意錄輯，而爲後人撰抄流傳。並且不是僅有這兩種本子，據明·王肯堂《證治準繩》所引用華佗的「觀眼識病」，在《中藏經》和《神醫秘傳》裏都找不到，可見在明朝還有其他關於華佗的資料，可惜現在早已失傳。

華佗的學術來源於《內經》，其所以可貴就貴在能把中醫基礎理論和臨症實踐經驗結合起來，用《內經》的理論指導治療實踐。例如：論寒熱「寒熱往來，是爲陰陽相勝。陽不足則先寒後熱，陰不足則先熱後寒。又上盛則發熱，下盛則發寒，皮寒而燥者陽不足，皮寒而寒者陰不足……」。論虛實「病有臟虛、臟實，腑虛、腑實，上虛下實，下虛上實，狀各不同，宜探消息……」。辨證極爲精細，如辨癭瘤「癭與瘤不同，癭連肉而生，根大而身亦大；瘤則根小而身大……」。其治療方法多神奇巧思，有所發明創造。

卷二「水性漲，毒自散」。華佗治蠍螫「用溫湯近熱，漬手其中，但令人數爲易湯，不使微冷，達旦而癒」。我們也有這種體會，夏天被蚊子咬傷，腫痛

瘙癢。用冷水泡，其癢更甚。用熱敷則止癢消腫很快。

卷五，治紅絲疔方「急用針或磁鋒刺破其紅絲盡處，使出血」。紅絲疔即疔毒導致淋巴管炎，臨症經常遇到，治法用三棱針點刺出血，每隔一寸刺一針，患者頗以爲苦。而華佗僅在「紅絲盡處，使出血」，痛苦較小。而磁鋒即今之陶針，華佗早在 2000 年前即開始使用。

卷七，安胎方即後世稱爲保產無憂散的藥方，爲婦產科所慣用，既能安胎，並可預防難產，效果極好。其來源出於此書。

產科逆生，足先出，「以鹽塗兒足」，產科書多載之。其最早則由華佗首先提出，是一種發明。

卷十七，救縊死的方法，即現在人工呼吸法。華佗早在 2000 年前已經創造出來。

華佗針刺「委中放血」，至今臨症時經常應用。至於鼻孔之「內迎香穴」，效果雖大，若是誤碰了基氏點則流血不止，後世醫生，多不使用。而華佗刺內迎香則用蔥葉，既收到治療效果，又確保患者安全，可謂巧思。

華佗的按摩是一種導引方法，由患者自己屈伸手足，俯仰軀幹，各種姿態，彷彿現在的體操（《千金要方》、《遵生八箋》皆轉載之）。

民間有塗牛馬糞治病的偏方，亦出於華佗。例如「治蜈蟬瘻，用熱牛屎塗之，數易而效」。雞、豬、馬、羊諸屎，均能治病，此書記載甚明。

還有許多名方來源於此書。例如：活血化瘀止痛的失笑散，《中國醫學大辭典》謂出《經驗方》，實際來源於此。

《外科證治全生集》介紹治閃腰岔氣特效驗方，用硼砂少許點眼角，亦來源於此書。

史書記載，華佗剖腹，被稱爲外科鼻祖，早於西醫1700多年。從此書得知，華佗不但精於外科，對一切疑難病及各種奇疾怪症無不能治，是古代中醫的全面能手。

卷二十二，華佗注《倉公傳》，此書作爲「附錄」，我看卻非常值得重視。採自《史記‧倉公傳》，取淳於意所治26種病，逐一加注。華佗注4條，吳普注1條，其餘均爲樊阿注。每條從《史記‧倉公傳》中擇出數語，已將主要病因、症狀、治法，簡而賅地摘錄出來，這不是普通手筆所能做到的。在注中有的批評辨證施治之錯誤，有的讚揚診斷立法之準確，可以啓人神智，開闊胸襟。文字簡練古奧，是六朝人所爲，而其他醫書2000年來，未見記載。現在還沒有資料可以證明是華佗、吳普、樊阿的原著，然而這是極爲珍貴的文獻。

我們再研究《華佗神醫秘傳》的三篇序言。其一爲唐‧孫思邈序。言晚年隱居於終南山下，得此書知爲華先生之所，爲之整理編輯，並加注釋。序於永淳元年（唐高宗李治最後的年號，干支爲癸未，683年）仲春。考「新、舊唐書」孫思邈傳，思邈卒於永淳初。年代相符，眞僞無可考。

　　其二爲清・徐大椿序，採用《後漢書・華佗傳》及《中藏經・鄧處中序》，敷衍而成。言於壬辰歲，遊皖之亳州，寓姚季虙之墨海樓，藏書甚多，於故紙堆中，得見孫先生手稿。「紙墨暗淡，古色盎然，望而知爲千百餘年之物也。……且書中所記麻沸散及神膏等方，尤爲世人所渴望而急欲一睹爲快者。急慫恿姚君，付之剞劂……姚君以爲然，且欲假余一言以爲重……」。序於乾隆二十七年壬辰仲秋。按壬辰乃乾隆三十七年（1772年）。袁枚《小倉山房文集》卷三十四有《徐靈胎先生傳》云：「乾隆四十五年（1780年），先生已七十九歲，再次應召入都，三日而卒。」據此推算，徐大椿生卒年歲應爲（1701—1780年）1701爲康熙四十年辛巳，徐氏序末署「乾隆二十七年壬辰仲秋洄溪老人徐大椿序於亳州之墨海樓時年六十有九」。徐氏69歲爲乾隆三十五年庚寅（1770年）。古人慣用干支紀歲，豈有把庚寅寫成壬辰之理，壬辰與庚寅，毫無相似之處，排印時亦不致有手民之誤。徐大椿爲雍乾醫學三大家（葉天士，薛生白，徐靈胎）之一，不但是著作家，也是醫學評論家，手批明・陳實功《外科正宗》和葉天士《臨症指南》，遇見華佗的書，豈能不批。寫文章多自謙，此序中有「且欲假余一言以爲重」非徐氏之口吻，可知此序之僞。

　　其三是古書保存會沈驤所序，言在道尹公署工作，調查學務，在亳州遇高小校長姚侗伯，借寓姚氏墨海樓。侗伯言此樓爲其高祖姚季虙建於清・雍、乾

之間。樓凡五楹，藏書甚富。於樓中得見此秘笈手稿，並有孫思邈、徐大椿二序。序於 1920 年，出版於 1922 年。

查《中國人名大辭典》，無姚季虞其人。或爲藏書家，因無著作，所以其名不彰。我們推斷《華佗神醫秘傳》，並證之《華氏中藏經》，都是從古流傳下來的，《秘傳》爲沈氏所得，且有孫思邈序，如趙松雪手錄《中藏經》以爲奇秘。第一卷下署「孫思邈集注」，實際是整理編輯並自注。舉一例可證其爲僞託，卷二華佗治死胎要訣「朱砂，雞屎白，蜜，硇砂，當歸末等分，酒服，出」。孫注「按此係《普濟方》」。《普濟方》426 卷，明·朱橚撰。孫思邈唐人，怎能看到明朝的書？即此一條，如果不是後人妄加，則孫氏集注和序言全是僞託。

蓋此書原係古代手寫本，經過整理，僞託孫思邈輯注並序以抬高其聲價。姚氏獲得此稿，又假託徐大椿序以爲孫注的佐證。估計徐大椿的序，是姚季虞的手筆。僞託序言，卻出漏洞，使人知爲僞作。沈驤是做幕賓的，對古書有興趣，組織古書保存會，專門搜集古書印行，對於保存民族文化作出了積極的貢獻。

《華佗神醫秘傳》自 1922—1934 年，曾經多次再版，當時風行海內，受到醫學界的歡迎。迄今將近 60 年，據筆者所知，國內僅存者不過十餘部，幾成絕響。

我對本書是這樣點校的。首先粗讀一遍，概括瞭解這部書的全部內容。第二遍精讀，深入研究此書的

精神實質，同時加以標點符號。因爲《華佗神醫秘傳》（以下簡稱《秘傳》）僅此一種版本，別無借鏡。卷一和孫星衍校刊的《華氏中藏經》（以下簡稱《孫本》）卷上、卷中內容相同，就用《孫本》校正《秘傳》卷一，其中有一些誤字。例如：

《論脈要篇》「諸遲爲熱」，據《孫本》改爲「諸遲爲寒」。共改正誤排字 23 個。增加奪字 2 個。

對於古時破音字，加以注音和簡釋。注音的方式是在該字後面加圓括弧，於括弧中標明讀音和簡釋。例如：《論人法天地篇》「地逆則人氣否」（否讀ㄆ丨，指不好的，舊指惡運）。

對《秘傳》原稿錯誤的。例如：《論肺臟虛實寒熱生死逆順脈證之法篇》，原作「又湯（此字疑訛）上而下降」。據《孫本》校改爲「又陽氣上而不降」。這是原手稿誤寫「陽」爲「湯」，奪一「氣」字，錯一「不」字。古書保存會刊校時認爲文理不順，在「湯」字下加「此字疑訛」四字，所奪的「氣」字，錯的「不」字，卻沒有看出其訛誤。可知其勘校當時，未見《孫本》，無從校正。蓋孫本收入叢書，流傳亦少，又以其爲清人所刊，未細察其中有否古籍。《秘傳》出版於 1922 年，《孫本》1956 年始由商務印書館據清代孫星衍《平津館叢書》本排印。因此《孫本》的單行本比《秘傳》晚了 32 年。

對於衍文的處理。例如：上述同一篇「與大腸爲表裏，于太陰陽明是其經也」。點校時發現「于」字係「手」字誤排，「太陰陽明」，「陽明」二字爲衍

文。初校曾去掉此二字，後取《孫本》校對，亦有「陽明」二字。爲了保存原書的本來面目，決定原封不動。十一經中有衍文的爲肝、肺、腎三個經，均保持原狀，在此說明。

《孫本》亦有奪句，可據《秘傳》校勘《孫本》。

卷二以後，爲《孫本》所無，別無其他版本。題爲「華佗臨症秘傳」，對28種常見疾病的治療法則，用口訣式，每條僅一二句，或只有數字。署名孫思邈者，係由《後漢書》、《三國志》、《華佗別傳》、《襄陽府志》等歷史和其他書籍中，逐條加以注釋，找出根據，以證實華佗的治療法則。可以作爲辨證施治的參考，打開思路，增長見聞。根據《秘傳》編輯注釋時所用的書籍，校對其誤排，加以更正。

對於誤排的錯字，因無別本，只好據上下文加以校正。例如：「藥不及，針可入，中肯綮，深奚弊。」條下注「世傳涪翁善針，着針經」。「着」字顯係誤排，遂改成「著」字。凡改誤排錯字10個。

有字句可疑的，例如：「不堪望，奚以方『條』軍吏梅平，因得疾除名，還家。家居廣陵，未至二百里，止親人舍。其日先生適至主人許，主人令先生視之。」孫思邈未注出處，無從校讎。「許」字如果是主人的姓氏，頗與下句不通順。「許」與「宿」同音，華先生適以宿於主人處，則上下連貫，文理通暢。遂改「許」爲「宿」。暫如此處理，以待研究考據。

卷三爲「神方秘傳」二十三道，與《孫本》卷下

「療諸病藥方六十道」僅有萬應圓、明目丹、醉仙丹、交藤丸四方相同。《後漢書》所載麻沸散爲第一道，神膏爲第六道。

卷四至卷二十一是治療各科疾病的 1000 多道藥方。對其他醫書所不載的病，例如脫精，確有此症，此書敍述甚詳。對各卷除校正其誤排的錯字以外，保持原書本來面目。對生僻的繁體字，均加以注音和淺釋，用圓括弧附在該方的末尾。中藥異名，不常見的，也加以注解。均用圓括弧以爲點校者所加之標誌。

卷二十二「華佗注倉公傳」附。根據《史記》倉公傳 26 個病例，逐一加以注釋，並提出注者的看法。有批評，有讚揚，從討論學術角度出發，這種科學態度是正確的。文筆流利，詞句古奧，頗值得一讀。原書放在卷末，作爲附錄。

原書爲王福全同志珍藏，慨然相贈，謹此致謝！由於水準所限，點校孤本古書，困難較多，更兼時間短促，錯誤之處，在所難免。誠懇地希望讀者批評指正。

彭靜山
1979 年國慶日於瀋陽

# 孫　序

　　原夫玄黃肇剖，天地攸分，萬匯畢陳，人類始出。吾人含生負氣，孑身於高厚之間，寒暑乘其外，陰陽薄其中，彼其疾病夭折，不得其正命而死者，奚堪勝數。

　　自神農嘗百草而知物性，軒轅詢岐伯而著靈素，由是本草內經之學，始粲然大備。其後春秋戰國時，有和緩扁鵲之徒，漢代有淳於意、郭玉之輩，皆挾方術以治人疾病，或以生氣決生死，或以針灸起沉疴，史策所載，斑斑可考。惟皆傳其軼事，而不獲睹其方書，讀者憾焉。仲景氏生於有漢桓靈之間，會當大疫，乃始有傷寒論暨金匱玉函之作，惟專重方藥，猶未若華佗之刳腸湔胃，用法奇而奏效尤速也。

　　余秉資羸弱，日與藥爐相炙近。即博綜群籍，彙集古方，有千金要方暨千金翼方之作。日者隱居終南山麓，有以方書見遺者，余展卷讀之，審爲華先生之作。其中所用爲治病之法，捨方劑之外，兼重針灸與洗伐。且所用各藥，取材於日用之品爲多，而步武不難，誠救世之秘笈，而生死人肉白骨之奇籍也。惟原書編制散亂，門類錯雜，蓋係隨時手錄之本。且文字

有難解之處，字跡多漶漫之憂，非盡人所能索解。余端居多暇，尤性耽方術，得茲鴻寶，苟不爲之從事排比，奚以傳先賢之妙術，而登斯民於耄耆。乃日事鉛槧，散者集之，蝕者補之，期以不負先生濟世之苦心，庶貽之子孫，播之人間，自茲元元子民，或得保其正命，不爲寒暑陰陽所播蕩乎。

永淳元年仲春　孫思邈識於終南山下

# 徐　序

　　後漢書方術傳，載華佗精於方藥，處劑不過數種，心識分銖，不假稱量。針灸不過數處，裁七八九。若疾發結於內，針藥所不能及者，乃令先以酒服麻沸散，既醉無所覺，因刳破腹背，抽割積聚，若在腸胃，則斷截湔洗，除去疾穢，既而縫合，敷以神膏，四五日創癒，一月之間皆平復。先生之以神醫見稱於世者蓋以此。

　　相傳先生性好恬淡，喜味方書，多遊名山幽洞，往往有所遇。一日因酒，息於公宜山古洞前，忽聞人論療病之法，先生訝其異，潛逼洞竊聽。須臾有人云：「華生在邇，術可付焉。」復有一人曰：「是人性貪，不憫生靈，安得付也。」先生不覺愈駭，躍入洞。見二老人，衣木衣，頂草冠，先生躬趨左右而拜曰：「適聞賢者論方術，遂乃忘歸。況夙所好，所恨者未遇一法，可以施驗，徒自不足耳。願賢者少察愚誠，乞與開悟，終身不貢恩。」首坐者云：「術亦不惜，恐異日與子爲累。若無高下，無貧富，無貴賤，不務財賄，不憚勞苦，矜老恤貧爲急，然後可脫子禍。」先生再拜謝曰：「賢聖之語，一一不敢忘，俱

能從之。」二老笑指東洞云：「石床上有一書函，子自取之。速出吾居，勿示俗流，宜秘密之。」

先生時得書，回首已不見老人。乃懾怯離洞，忽然不見，雲崩雨瀉，石洞摧塌。既覽其方，論多奇怪，從茲誠施，靡不神效。是先生得享盛名於世者，實由於神仙之予以秘方也，先生既得此秘方，又恐其有失也。乃手錄之，隨時佩之囊中，藉便臨時檢索之需。仍將原書，藏之家中。嘗為曹操治頭風，久而不愈。又去家思歸，乃就操求還取方，因托妻疾，數期不返。操累書呼之，又敕郡縣發遣，先生恃能厭事，猶不肯至。操大怒，使之廉之，知妻詐疾，乃收付獄訊考驗，首服。荀或請曰：「佗方術實工，人命所懸，宜加全宥。」操不從，竟殺之。先生臨死出書一卷與獄吏曰：「此可以活人。」吏畏法，不敢受，先生亦不強，索火燒之，於是世遂謂先生之秘方從此失傳矣！不知先生手錄之本，雖毀於火，其家藏之本，則固無恙也。況世間奇籍，絕無湮沒而不章之理。

凡閱數百有餘年，輾轉流傳，此書遂入於孫真人之手。真人固沉酣典籍，邃於方書者。獲睹是編，覺視所著之千金要方與千金翼方，其治病之法，更為精確。即為之排比後先，補苴罅漏，藏之篋笥，傳之子孫，於是先生秘傳之仙方乃始得復出於世，且視原本尤厘然有當矣。

余雅好軒岐之術，尤嗜讀古方書。歲在壬辰，薄遊皖之亳州，館於姚氏。雨窗無事，主人姚君季虞，輒出其所蓄舊籍，藉資鑒賞，而消永晝。忽於故紙堆

中，獲睹是編，紙墨暗淡，古色盎然，望而知爲千百餘年之物也。

　逮觀其內容，則見其所載治病之法，視若奇異，而實則一本於至理。且其書中所記麻沸散及神膏等方，尤爲世人所渴望而急欲一睹以爲快者。急慫恿姚君，付之剞劂。他日者一編風行，俾患病家得按圖而索，無庸更假手於庸醫，則其裨益於人生，以視施醫施藥，不更勝萬萬耶？姚君以爲然，且欲假余一言以爲重，余遂不辭，而述此書之緣起如左云。

　　乾隆二十七年壬辰仲秋洄溪老人徐大椿序
　　於亳州之墨海樓時年六十有九

# 沈　序

　　華佗治病之法，專注重於刳腸湔胃，不專事方藥，其法蓋於今之言西醫者無殊。史策昭垂，固夫人而知矣。惟其治病之方書，被收時以予獄吏，獄吏畏法不敢受，佗即索火燒之，由是其書遂致失傳。是又言醫術者，所同為扼腕太息者也！庸詎知天地之奇，久則必宣。況方書攸關民生生命與苦樂，視其他載籍為尤重，所至必有神物呵護之，詎能任其湮沒而不彰耶。

　　歲在戊午，於役皖北，奉職於淮泗道尹公署。公餘少暇，輒搜羅古籍以資消遣。其年季冬，因公往亳調查學務，晤縣立高等小學校校長姚君侗伯。相與討論學藝，間及典籍。姚君博聞強識，且家富收藏，暇日即邀與觀書於墨海樓。樓凡五楹，蓋建於遜清雍、乾之間，其高祖父季虔先生所經營也。

　　余得此良晤，不忍遽捨去，凡流連浹旬，得盡觀其所藏。中有華佗方書，尤為平時所渴望而不得見之秘笈。且內有孫真人及徐靈胎先生序各一，于是書之原由，敘述綦詳。姚君先人，蓋欲付梓而不果者。

　　余謂姚君，昔張文襄視學西蜀，嘗謂凡有力好事

之人，若自揣德業學問，不足過人，而欲求不朽者，莫如刊佈古書。則其書終古不廢，而刊書之人，亦與之終古不泯。況方書關係民命，視刊佈其他古籍，爲尤有裨益。圖不朽，利民生，承先志，一舉而數善備焉。姚君重韙余請，即以剞劂之事相委。

比來海上，與諸同志商榷，僉謂是書所列各方，雖間有分兩過大，不合於今人者，然病家果能斟酌用之，其奏效必偉。且書中如麻沸散及神膏等配合之法，尤爲世人所渴欲一睹者，藉茲播之於世，亦足令今之歐化家，俾知刀圭解剖之術，固非今世歐西醫學家所得自誇爲絕技也。余深韙其言，即述其緣起而爲之序。

中華民國九年仲春之月沈驤序於滬西古書保存會

# 目　錄

## 卷一　華佗論病理秘傳

## 卷二　華佗臨症秘傳

## 卷三　華佗神方秘傳

## 卷四　華佗內科秘傳

## 卷五　華佗外科秘傳

## 卷六　華佗婦科秘傳

## 卷七　華佗產科秘傳

## 卷八　華佗兒科秘傳

## 卷九　華佗眼科秘傳

## 卷十　華佗耳科秘傳

## 卷十一　華佗鼻科秘傳

## 卷十二　華佗齒科秘傳

## 卷十三　華佗喉科秘傳

## 卷十四　華佗皮膚科秘傳

## 卷十五　華佗傷科秘傳

## 卷十六　華佗結毒科秘傳

## 卷十七　華佗急救法秘傳

## 卷十八　華佗治奇症法秘傳

## 卷十九　華佗獸醫科秘傳

## 附：《 華佗神醫秘傳 》校記

# 卷　一

# 華佗論病理秘傳

### 論人法於天地

　　人者，上稟天，下委地，陽以輔之，陰以佐之。天地順則人氣泰，天地逆則人氣否（音ㄆㄧ，不好的，舊指惡運）。天地有四時五行，寒暄動靜。其變也，喜為雨，怒為風，結為霜，張為虹。人體有四肢五臟，呼吸寤寐，精氣流散，行為榮，張為氣，發為聲。陽施於形，陰慎於精，天地之同也。失其守則蒸熱發，否而寒生，結作瘦瘤，陷作癰疽，盛而為喘，減而為枯，彰於面部，見於肢體，天地通塞，一如此矣。故五緯盈虧，星辰差忒，日月交蝕，慧孛飛走，天地之災怪也。寒暄不時，天地之蒸否也。土起石立，天地之癰疽也。暴風疾雨，天地之喘乏也。江河竭耗，天地之枯焦也。明於其故者，則決之以藥，濟之以針，化之以道，佐之以事，故形體有可救之病，天地有可去之災。

　　人之危厄生死，稟於天地。陰之病，來亦緩而去亦緩；陽之病，來亦速而去亦速。陽生於熱，熱則舒緩。陰生於寒，寒則拳急。寒邪中於下，熱邪中於上，飲食之邪中於中。人之動止，本乎天地。知人者有驗於天，知天者

亦有驗於人。天合於人，人法於天，觀天地逆從，則知人衰盛。人有百病，病有百候，候有百變，皆天地陰陽逆從而生，苟能窮究乎此，則思過半矣。[1]

**論陰陽大要**

天者，陽之宗，地者，陰之屬。陽者生之本，陰者死之基。立於天地之間，而受陰陽之輔佐者人也。得其陽者生，得其陰者死。陽中之陽為高真，陰中之陰為幽鬼。故鍾於陽者長，鍾於陰者短。多熱者陽之主，多寒者陰之根。陽務其上，陰務其下，陽行也速，陰行也緩，陽之體輕，陰之體重，陰陽平則天地和，而人氣寧，陰陽逆則天地否而人氣厥。故天地得其陽則炎燧，得其陰則寒凜。

陽始於子前，末於午後；陰始於午後，末於子前。陰陽盛衰，各在其時，更始更末，無有休息，人能從之，是曰大智。金匱曰：「秋首養陽，春首養陰，陽勿外閉，陰勿外侵，火出於木，水生於金，水火通濟，上下相尋，人能循此，永不湮沈。」此之謂也。

凡愚不知是理，舉止失宜，自致其罹。外以風寒暑濕，內以饑飽勞役為敗，欺殘正體，消亡正神，縛絆其身，生死告陳。殊不知脈有五死，氣有五生，陰家脈重，陽家脈輕，陽病陰脈則不永，陰病陽脈則不成。陽候多語，陰症無聲，多語者易濟，無聲者難榮。陽病則旦靜，陰病則夜寧。陰陽運動，得時而行。陽虛則暮亂，陰虛則朝爭，朝暮交錯，其氣厥橫，死生致理，陰陽中明。陰氣下而不上曰斷絡，陽氣上而不下曰絕經，陰中之邪曰濁，陽中之邪曰清。火來坎戶，水到離扃，陰陽相應，方乃和平。陰不足則濟之以水母，陽不足則助之以火精，陰陽濟

等,各有攀陵,上通三寸,曰陽之神路,下通三寸,曰陰之鬼程。陰常宜損,陽常宜盈,居之中者,陰陽勻停。是以陽中之陽,天仙賜號;陰中之陰,下鬼持名;順陰者多消滅,順陽者多長生,逢斯妙趣,無所不靈。

### 論生成

陰陽者,天地之樞機;五行者,陰陽之終始。非陰陽不能為天地,非五行不能為陰陽。故人者成於天地,敗於陰陽,由五行從逆而生焉。天地有陰陽五行,人有血脈五臟。五行者,金、木、水、火、土,五臟者,肺、肝、心、腎、脾。金生水,水生木,木生火,火生土,土生金,生成之道,循環不窮。肺生腎,腎生肝,肝生心,心生脾,脾生肺,上下榮養,無有休息。故《金匱至真要論》云:「心生血,血為肉之母。脾生肉,肉為血之舍。肺屬氣,氣為骨之基。腎應骨,骨為筋之本。肝繫筋,筋為血之原。五臟五氣,相成相生,晝夜流轉,無有始終,從之則吉,逆之則凶。天地陰陽,五行之道,中舍於人,人得之可以出陰陽之數,奪天地之機,悅五行之要,無終無始,神仙不死矣。」[2]

### 論陽厥

驟風暴熱,雲物飛揚,晨晦暮晴,夜炎晝冷。應寒不寒,當雨不雨,水竭土寒,時歲大旱,草木枯悴,江河乏涸,此天地之陽厥也。暴壅塞,忽喘促,四肢不收,二腑不利,耳聾目盲,咽乾口焦,脣舌生瘡,鼻流清涕,頰赤心煩,頭昏腦重,雙睛似火,一身如燒,素不能者乍能,素不欲者乍欲,登高歌笑,棄衣奔走,狂言妄語,不辨親疏,發躁無度,飲水不休,胸膈膨脹,腹與脅滿悶,背疽

肉爛，煩潰消中，食不入胃，水不穿腸，驟腫暴滿，叫呼昏冒，不省人事，疼痛不知去處，此人之陽厥也。陽厥之脈，舉按有力者生，絕者死。

### 論陰厥

飛霜走雹，朝昏暮靄，雲雨飄搖，風露寒冷，當熱不熱，未寒而寒，時氣霖霆，泉生田野，山摧地裂，土壤河溢，日晦月昏，此天地之陰厥也。暴瘂卒寒，一身拘急，四肢拳攣，唇青面黑，目直口噤，心腹滿痛，頭頷搖鼓，腰腳沉重，語言蹇澀，上吐下瀉，左右不仁，大小便結，吞吐酸涤（音ㄌㄨˋ，清水），悲憂慘戚，喜怒無常者，此人之陰厥也。陰厥之脈，舉指弱，按指大者生；舉按俱絕者死。一身悉冷，額汗自出者亦死。陰厥之病，過三日不治。

### 論陰陽否格

陽氣上而不下曰否，陰氣下而不上亦曰否。陽氣下而不上曰格，陰氣上而不下亦曰格。否格者，謂陰陽不相從也。陽奔於上，則燔脾肺，生其疽也。其色黃赤，皆起於陽極也。陰走於下，則冰腎肝，生其厥也。其色青黑，皆發於陰極也，皆由陰陽否格不通而生焉。陽燔則治以水，陰厥則助以火，乃陰陽相濟之道也。

### 論寒熱

寒熱往來，是為陰陽相勝。陽不足則先寒後熱，陰不足則先熱後寒。又上盛則發熱，下盛則發寒，皮寒而燥者陽不足，皮熱而燥者陰不足，皮寒而寒者為陰盛，皮熱而熱者為陽盛。熱發於下，則陰中之陽邪。熱發於上，則陽中之陽邪。寒起於上，則陽中之陰邪。寒起於下，則陰中

之陰邪。寒而頰赤多言者，為陰中之陰邪。熱而面青多言者，為陽中之陰邪。寒而面青多言者，為陰中之陰邪。若不言者，其病為不可治。陰中之陰者，一生九死。陽中之陽者，九生一死。陰病難治，陽病易醫。診其脈候，數在上，則陽中之陽也；數在下，則陰中之陽也；遲在上，則陽中之陰也；遲在下，則陰中之陰也；數在中，則中熱；遲在中，則中寒；寒用熱取，熱以寒攻；逆順之法，從乎天地，本乎陰陽也。

### 論虛實大要

病有臟虛臟實，腑虛腑實，上虛下實，下虛上實，狀各不同，宜探消息。腸鳴氣走，足冷手寒，食不入胃，吐逆無時，皮毛憔悴，肌肉皺皺，耳目昏塞，語聲破散，行走喘促，精神不收，此五臟之虛也。診其脈舉指而活，按之而微，看在何部，以斷其臟。又按之沉小弱微，短濇軟濡，俱為臟虛，虛則補益，治之常情耳。

飲食過多，大小便難，胸膈滿悶，肢節疼痛，身體沉重，頭目昏眩，唇舌腫脹，咽喉閉塞，腸中氣急，皮肉不仁，暴生喘乏，偶作寒熱，瘡疽並舉，悲喜自來，或自痿弱，或自高強，氣不舒暢，血不流通，此臟之實也。診其脈，舉按俱盛者實也。又長，浮，數，疾，洪，緊，弦，大，俱曰實也。觀其在何經，而斷其臟。

頭痛目赤，皮熱骨寒，手足舒緩，血氣壅塞，疽瘤更生，咽喉腫痛，輕按則痛，重按則快，飲食如故，是為腑實。診其脈浮而實大者是也。

皮膚搔癢，肌肉䐜（音ㄣ，脹起）脹，食飲不化，大便消而不止，診其脈輕按則滑，重按則平，是為腑虛，

觀其在何經而正其腑。胸膈痞滿，頭目碎痛，飲食不下，腦項昏重，咽喉不利，涕唾稠黏，診其脈左右寸口沉結實大者上實也。

頰赤心怯，舉動顫慄，語聲嘶嘎，唇焦口乾，喘乏無力，面少顏色，頤頷腫滿，診其左右寸脈，弱而微者上虛也。大小便難，飲食如故，腰腳沉重，如坐水中，行步艱難，氣上奔衝，夢寐危險。診其左右尺中脈，滑而濇者，下虛也。凡病人脈微、濇、短、小，俱屬下虛。

### 論上下不寧

凡病脾者，上下不寧。蓋脾上有心之母，下有肺之子。心者血也，屬陰。肺者氣也，屬陽。脾病則上母不寧，母不寧則陰不足，陰不足則發熱。又脾病則下子不寧，子不寧則陽不足，陽不足則發寒。故脾病則血氣俱不寧，血氣不寧，則寒熱往來，無有休息，故病如瘧也。蓋脾者土也，心者火也，肺者金也。火生土，土生金，故曰上有心母，下有肺子，脾居其中，病則如斯耳。他臟上下，皆法於此。

### 論脈要

脈為氣血之先，[3]氣血盛則脈盛，氣血衰則脈衰，氣血熱則脈數，氣血寒則脈遲，氣血微則脈弱，氣血平則脈緩；又長人脈長，短人脈短，性急則脈急，性緩則脈緩，反此者逆，順此者從。[4]

又諸數為熱，諸遲為寒，諸緊為痛，諸浮風，諸滑為虛，諸伏為聚，諸長為實，諸短為虛。又短、濇、沉、遲、伏，皆屬陰。數、滑、長、浮、緊，皆屬陽。陰得陰者從，陽得陽者順，違之者逆。陰陽消息，以經而處之。

假令數在左寸，得之浮者，熱入小腸，得之沉者，熱入心。餘倣此。

## 論五色脈

面青無右關脈，脾絕木剋土。[5]面赤無右寸脈，肺絕火剋金。面白無左關脈，肝絕金剋木。面黃無左尺脈，腎絕土剋水。面黑無左寸脈，心絕水剋火。五絕者死，凡五絕當時即死，非其時則半歲死耳。五色雖見，而五脈不見，即非死者矣。[6]

## 論脈病外內證訣

病瘋人脈緊數浮沉，有汗出不止，呼吸有聲者死，不然則生，病氣人一身悉腫，四肢不收，喘無時，厥逆不溫，脈候沉小者死，浮大者生。病勞人脫肛，骨肉相失，聲散嘔血，陽事不禁，夢寐交侵，呼吸不相從，晝涼夜熱者死。吐膿血者亦死。其脈不數，有根蒂者，及頰不赤者生。病腸澼者，下膿血，病人脈急皮熱，食不入腹，目瞪者死。或一身厥冷，脈沉細而不生者亦死。食如故，脈沉浮有力而不絕者生。病熱人四肢厥，脈弱不欲見人，食不入，利下不止者死。食入四肢溫，脈大語狂無睡者生。病寒人狂言不寐，身冷脈數，喘息目直者死。脈有力而不喘者生，陽病人精神顛倒，寐而不醒，言語失次，脈候浮沉有力者生。及食不入胃，不定者死。

久病人脈大身瘦，食不充腸，言如不病，坐臥困頓者死。若飲食進退，脈小而有力，言語輕嘶，額無黑氣，大便結澀者生。凡陽病陰證，陰病陽證，身熱大，肥人脈衰，上下交變，陰陽顛倒，冷暖相乘，皆屬不吉。從者生，逆者死。治藥之法，宜為詳悉耳。[7]

### 論生死大要

不病[8]而五行絕者死，不病而性變者死，不病而暴語妄者死，不病而暴不語者死，不病而喘息者死，不病而強中者死，不病而暴目盲者死，不病而暴腫滿者死，不病而大便結者死，不病而暴無脈者死，不病而暴昏冒如醉者死，此內外先盡故也。逆者即死，順者二年，無有生者也。

### 論病有災怪

病者應寒而反熱，[9]應熱而反寒，應吐而不吐，應瀉而不瀉，應汗而不汗，應語而不應語，應寐而不寐，應水而不水，皆屬災怪，此乃五臟之氣，不相隨從而致。以四逆者不治，四逆者謂主、客、運、氣，俱不得時也。

### 論水法

病起於六腑者，陽之系也。其發也或上或下，或內或外，或反在其中，行之極也。有能歌笑者，有能悲泣者，有能奔走者，有能呻吟者，有自委曲者，有自高賢者，有寐而不寤者，有不能言而聲昧者，各個不同，皆生於六腑也。喜其通者，因以通之，喜其塞者，因以塞之；喜其水者，以水濟之；喜其冰者，以冰助之。病者之嗜好勿強予違背，亦不可強抑之。如此從隨，則十生其十，百生其百，疾無不癒耳。

### 論火法

病起於五臟者，陰之屬也。其發也或偏枯，或痿厥，或外寒而內熱，或外熱而內寒，或心腹脹滿，或手足攣拳，或口眼不正，或皮膚不仁，或行步艱難，或身體強硬，或吐瀉不息，或疼痛未寧，或暴無語，或久無音，綿

綿默默，狀如死人；如斯之候，備出於陰，陰之盛也，陽必不足。陽之盛也，陰必不盈。前論云：「陽不足則誘之以火精，陰不足則濟之以水母。」此之謂也。故喜其汗者汗之，喜其溫者溫之，喜其熱者熱之，喜其火者火之，喜其湯者湯之。汗、溫、熱、火、湯，胥視其宜而施之。治救之道，即在是矣。[10]

## 論風中有五生五死

風中有五者，謂心、肝、脾、肺、腎，五臟之中，其言生死，各不同也。心風之狀，汗自出而好偃仰臥，不可轉側，語言狂妄者生。宜於心俞灸之。若唇面青、白、黃、黑、赤，其色不足，眼眶動不休，心絕者不可救。過五日即死。

肝風之狀，青色圍目額，坐不得倨僂者可治。若喘目直，唇面俱青者死。宜於肝俞灸之。脾風之證，一身通黃，腹大而滿，不嗜食，四肢不收者，或可治，宜於脾俞灸之。腎風者腰腳痛重，視脅下未生黃點者可治，不然則死。腎風宜於腎俞灸之。肺風者，胸中氣滿，冒昧汗出，鼻不聞香臭，喘而不得臥者可治。若失血及妄言者不可治，七八日死。肺風宜於肺俞灸之。凡診其風脈，滑而散者風也，緩而大，浮而緊，軟而弱，皆屬風也。

又風之病，鼻下赤黑相兼，吐沫身直者七日死。又中風人口噤筋急，脈遲者生，脈急而數者死。又心脾俱中風，則舌強而不能言。肝腎中風，則手足不遂。

其外有癮疹者，有偏枯者，有失音者，有歷節者，有癲厥者，有疼痛者，有聾瞽者，有瘡癩者，有脹滿者，有喘乏者，有赤白者，有青黑者，有瘙癢者，有狂妄者，皆

起於風也；其脈虛浮者，自虛而得。實大者，自實而得
之。強緊者，汗出而得之。喘乏者，飲酒而得之。癲厥
者，自勞而得之。手足不遂者，語言謇失者，房中而得
之。癮疹者，自痹濕而得之。歷節疼痛者，因醉犯房而得
之。聾盲瘡癩者，自五味飲食冒犯禁忌而得之。千端萬
狀，要不離於五臟六腑所生耳。[11]

### 論積聚症瘕雜蟲

積聚症瘕雜蟲，皆由五臟六腑真氣失邪氣併而來，其
狀各異，有害人與不害人之區。其為病，有緩速痛癢之
異。蓋因內外相感，真邪相犯，氣血薰搏，交合而成。積
者繫於臟，聚者繫於腑，症者繫於氣，瘕者繫於血，蟲者
血氣食物相感而化之。積有五，聚有六，症有十二，瘕有
八，蟲有九，其名不等：積有心、肝、脾、肺、腎之異，
聚有大腸、小腸、膽、胃、膀胱、三焦之分，症有勞、
氣、冷、熱、虛、實、風、濕、食、藥、思、憂之別，瘕
有青、黃、燥、血、脂、狐、蛇、鱉之區，蟲有伏、蚘、
白、肉、肺、胃、赤、弱、蟯之名。為病之說，出於諸
論。治療之法，皆具於後。

### 論勞傷

勞者，勞於神氣，傷者，傷於形容。饑餓過度則傷
脾，思慮過度則傷心，色欲過度則傷腎，起居過度則傷
肝，喜怒悲愁過度則傷肺。又風、寒、暑、濕則傷於外，
饑、飽、勞、役則敗於內。晝感之則病榮，夜感之則病
衛。榮衛經行，內外交運，而各從其晝夜，使勞於一；一
起於二，二傳於三，三通於四，四干其五，五復犯一，一
至於五，邪乃深，真氣自失，使人肌肉消，神氣弱，飲食

減，行步難，及其如此，則雖有命，亦不能生。故《調神氣論》曰：「調神氣，戒酒色，節起居，少思慮，薄滋味者，長生之大端也。」

診其脈，甚數，甚急，甚細，甚弱，甚微，甚濇，甚滑，甚短，甚長，甚浮，甚沉，甚緊，甚弦，甚洪，甚實，皆起於勞而生也。[12]

### 論傳屍

凡人血氣衰弱，[13]臟腑虛羸，中于鬼氣，因感其邪，遂成傳屍之疾。其候咳嗽不止，或胸膈脹悶，或肢體疼痛，或肌膚消瘦，或飲食不入，或吐利不定，或吐膿血，或嗜水漿，或好歌詠，或愛悲愁，或癲風發歇，或便溺艱難，或因酒食而得，或因風雨而來，或因問病弔喪而感受，或緣朝走暮遊而偶染，或用氣聚，或因血行，或露臥於田野，或偶會於園林，鍾此病死之氣，染而為疾，故曰傳屍。[14]

### 論肝臟虛實寒熱生死逆從脈證之法

肝與膽為表裏，足厥陰少陽是其經也。[15]王于春，春乃萬物之始生，其氣嫩軟虛而寬，故其脈弦軟，不可發汗，弱則不可下，弦長曰平，反此曰病。脈虛而弦則為太過，病在外，太過則令人善忘，忽忽眩冒。實而微則為不及，病在內，不及則令人胸脇脹滿。大凡肝實引兩脇下痛，其氣逆，則頭疼耳聾頰赤，其脈沉而急，浮而急亦然，主脇肢滿，小便難，頭痛眼眩，其脈急甚，惡言，微急氣在脇下，緩其嘔逆，微緩主脾，太急內癰吐血，太甚筋痹，小甚多飲，微小消癉，滑甚則頹疝，微滑遺溺，濇甚流飲，微濇瘲攣。又肝之積氣在脇久不去，則發咳逆，

或為瘧疾，虛則夢花草茸茸，實則夢山林茂盛。又肝病如頭痛目眩，肢滿囊縮，小便不通，十日死。又身熱惡寒，四肢不舉，其脈當弦長而急，及反短澀，是為金剋木，十日死，不治。又肝中寒，則兩臂不舉，舌本燥，多太息，胸中痛不能轉側，其脈左關上遲而濇者是也。肝中熱則喘滿多怒，目疼腹脹，不嗜食，所作不定，睡中驚怖，眼赤視不明，其脈左關陰實者是也。肝虛冷則脇下堅痛，目盲臂痛，發汗如瘧狀，不欲食，婦人月水不來，氣急，其脈左關上沉而弱者是也。

## 論心臟虛實寒熱生死逆順脈證之法

心居五臟之首，有帝王之稱，與小腸為表裏，神之所舍。又生血，屬於火，王於夏，手少陰是其經。凡夏脈來盛去衰，是名曰鉤，反此者病。若來盛去亦盛為太過，病在外。來衰去盛為不足，病在內。太過則令人熱而骨痛，口瘡舌焦，引水不及，則令人煩躁，上為欬唾，下為氣泄，其脈來如連珠，如循琅玕曰平脈。來累累連屬，其中微曲曰病。來前曲後倨如操帶鉤曰死。又思慮過多，怵惕傷心，心傷則神失，神失則恐懼，又心痛手足寒過五寸，則旦得夕死，夕得旦歿。又心有水氣，則身腫不得臥，煩躁。心中風則翕翕發熱，不能行主，饑而不食，食則嘔吐。夏心王，左寸脈洪浮大而散曰平，反此則病。若沉而滑者，水剋火，十死不治。弦而長者，木來歸子，其病自癒。緩而大者，土入火，微邪相干無所害。心病則胸中痛，四肢滿脹，肩背臂膊皆痛，虛則多悸，惕然無眠，胸腹及腰背引痛，喜悲時常眩仆。心積氣久不去則憂煩，心中疼，喜笑不息，夢火發。心氣盛則夢喜笑恐畏。邪氣客

於心，則夢煙火。心脹則短氣，夜臥不寧，時有懊憹，腫氣來往，腹中熱，喜水涎出。凡必病必日中慧，夜半甚，平旦靜。

又左寸脈大，則手熱赤腫，太甚則胸中滿面煩，面赤目黃。又凡心病則先心痛，而咳不止，關膈不通，身重不已，三日而死。心虛則畏人，瞑目欲眠，精神不倚，魂魄妄亂，心脈沉小而緊浮，氣喘。若心下氣堅不下，喜咽唾，手熱煩滿，多忘太息，此得之思慮太過，其脈急甚則瘈瘲，微急心中痛，引腰背痛不下食，太緩則發狂笑，微緩則吐血，大甚則喉閉，微大痛引背多淚，小甚則噦，微小則消脾，滑甚則為渴，微滑則心疾，引臍腹渴，濇甚瘖不能言。又心脈搏堅而長生，強舌不能語，軟而散，當懾伏不食。又急則心疝，臍下有病形，煩悶少氣，大熱上煎。又心病狂言汗出，煩躁厥冷，其脈當浮而大，反沉濡而滑，其色當赤而反黑者，水剋火，十死不可治也。又心積沉，空空然上下往來無常處，病胸滿悸，腰腹中熱頰赤，咽喉乾燥，掌熱甚則嘔，春瘥冬甚，宜急療之。又憂喜思慮太過，心氣內去，其色反和而盛者，不出十日死。扁鵲曰：「心絕一日死，色見凶多，人雖健敏，名為行屍。一歲之中，禍必至矣。」又其人語聲前寬而後急，後語不接前聲，其聲濁惡，其口不正，冒喜笑，此風入心也。又心傷則心壞，為水所乘，身體手足不遂，背節解舒。緩不自由，下利無休，急宜治之，不治十死。又笑不待呻而後憂，此水乘火也，陰繫於陽，陰起陽伏，伏則生熱，熱則生狂，冒昧亂妄，言語錯誤，不可採問，心已損矣。扁鵲云：「其人唇口赤色可治，青黑則死。」又心瘧

則煩而後渴，翕翕然發熱，其脈浮緊而大者是也。心氣實則小便不利，腹滿身熱而重，溫溫欲吐，吐而不出，喘息急，不安臥，其脈左寸口實大者是也。心虛則恐懼多驚，憂思不樂，胸腹中苦痛，言語顫慄，惡寒恍惚，面赤目黃，喜衄，診其寸口兩虛而微者是也。

## 論脾虛實寒熱生死逆順脈證之法

脾者土也，為諫議之官，主意與智。消磨五穀，寄在其中，養於四旁，王於四季，正王長夏。與胃為表裏，足太陰是其經也。扁鵲云：「脾病則面色萎黃，實則舌強直不嗜食，嘔逆四肢緩，虛則多癖，喜吞酸，瘦不已，其脈來似水曰太過，病在外；如鳥之距曰不及，病在內；太過則令人四肢沉重，言語蹇澀；不及則令人中滿不食，乏力，手足緩弱不遂，涎引口中，四肢腫脹，溏泄不時，夢中飲食。脾脈來時緩柔，去似鳥距踐地者曰平脈。來實而滿稍數，似雞舉足曰病。又如鳥之啄，如鳥之距，如屋之漏曰死。中風則翕翕發熱，狀若醉人，腹中煩滿，皮肉瞤而短氣者也。王時其脈阿阿然，緩曰平。若弦急者肝剋脾，真鬼相逢，大凶之兆。」又微澀而短者，肺來乘脾，不治自癒。反軟而滑者，腎來從脾，亦為不妨。反浮而洪者，心來生脾，不及而脾病也。

色黃體重失便，目直視，唇反張，爪甲青，四逆吐食，百節疼痛，不能舉，其脈當浮大緩，今反弦急，其色反青，此十死不可治也。又脾病其色黃，飲食不消，腹脹滿，身體重，骨節痛，大便硬，小便不利，其脈微緩而長者可治。脾氣虛則大便活，小便利，汗出不止，五液注下，為五色注下利也。又積在中，久不癒，則四肢不收，

黃疸，食不為肌膚，氣滿喘而不足也。又脾實則時夢築牆蓋屋，盛則夢歌樂，虛則夢飲食，不足厥邪客於脾，則夢大澤丘陵，風雨壞室。脾脹則喜噦，四肢急，體重不食，善噫。脾病則日昳慧，平旦甚，日中持，下晡靜，脈急甚則瘛瘲，微急則隔中不利，食不入而還出，脈緩甚則痿厥，微緩則風痿，四肢不持，大甚則寒熱作，微大則消癉，滑甚則癩疝，微滑則蟲毒，腸鳴中熱，澀甚則腸癩，微澀則內潰下膿血。脾脈至大而虛有積，脾氣絕則十日死。又臍出者亦死，脣焦枯無紋理而青黑者死，脾先死也。

脾病面黃目赤者可治，青黑色入節；半歲而死。色如枳實者一月死。凶吉休咎，皆見其色出部分也。又口噤脣黑，四肢重如山，不能自持，大小便利無休歇，飲食不入，七日死。又脣雖萎黃，語聲囀囀者可治。脾病瘧氣久不去，腹中鳴痛，徐徐熱汗出。其人本意寬緩反急怒者，語時以鼻笑，不能答人者，此過一月，禍必至矣。又脾中寒或熱，則皆使人腹中痛不下食。又病時舌強語澀，轉卵縮牽陰股中引痛，身重不思食，膈脹變則水泄不能臥者，死不治。脾正熱則面黃目赤，脇痛滿。寒則吐涎沫而不食，四肢痛，滑泄不已，手足厥，甚則顛慄如瘧。臨病之時，要在明證詳脈，然後投湯藥期瘳耳。

### 論肺臟虛實寒熱生死逆順脈證之法

肺者魄之舍，生氣之源，乃五臟之華蓋也。外養皮毛，內榮腸胃，與大腸為表裏，手太陰陽明是其經也。[16] 氣通則能知其香味，有病則喜咳，實則鼻流清涕，虛實寒熱皆使人喘咳。實則夢刀兵，喘息胸滿。虛則寒生欬息利

下，少氣力，多悲感。王於秋。其脈浮而毛曰平，脈來毛而中央堅，兩旁虛者曰太過，病在外。脈來毛而微曰不及，病在內。太過則令人氣逆，胸滿背痛。不及則令人喘呼而欬上氣，見血不聞聲音。又肺脈厭厭聶聶，如落榆葉者曰平。來如循雞羽者曰病。如物之浮，如風之吹鳥背上毛者死。其肺脈來至大虛，又如似毛羽中人膚，其色赤，其毛折者死。又微曰平，毛多曰病，毛弦曰春病，弦甚即死。又肺病吐衄血，皮熱脈數，頰赤者死。又久欬見血身熱氣短，脈當澀而反浮大，色當白而反赤者，為火剋金，十死不治。肺病喘欬，身寒無熱，脈遲微者可治。肺王於秋，其脈當浮澀而短，是之謂平，反此為病。又反洪而大而長，是為火焚金，亦不可治。反得軟而滑者，腎來乘肺，不治自癒。反浮大而緩者，是脾來生肺，不治而瘥。反弦而長者，是肺被肝從為微邪，雖病不妨。虛則不能息，身重噎乾，喘欬上氣，肩背痛，有積則脇痛，中風則口燥而喘，身運而重，汗出而胃悶，其脈按之虛弱如蔥葉，下無根者死。

中熱則唾血，其脈細、緊、浮、數、芤，皆主失血，此由躁擾嗔怒勞傷得之，氣結壅所為也。又其人喘而目脫，其脈浮大者是也。又肺痿則涎沫吐，而咽乾欲飲者將癒，不飲則未瘥。又欬而遺小便者，上虛不能制下故也。其沉濁者病在內，浮清者病在外。肺孔死則鼻孔開而黑，喘而目直視也。又肺絕則十三日死。其病足滿瀉痢不覺出也，面白目青，是為經亂，雖有天命，亦不足治。肺病頰赤者死。又言音喘急，短氣而睡，此為真鬼相害十死十，百死百，大逆之兆也。又陽氣上而不降[17]燔於肺，肺自結

邪，脹滿喘急，狂言目瞑，非常所說，而口鼻張大，小便
頭俱脹，飲水無度，此因熱傷陽為肺化血，不可治，半歲
死。又肺病使人心寒，寒甚則發熱，寒熱往來，休作不
定，多驚咳喘，如有所見者是也。其脈浮而緊，又滑而
數，及遲澀而小，皆為肺病之脈。又乍寒乍熱，鼻塞頤赤
白，皆肺病之候也。

## 論腎臟虛實寒熱生死逆順脈證之法

腎者精神之舍，性命之根，外通於耳，男以閉精，女
以包血，與膀胱為表裏，足少陰太陽是其經也。[18] 凡腎氣
絕，則不盡其天命而死。王於冬，其脈沉濡曰平，反此者
病。其脈彈石，名曰太過，病在外。其去如數者為不及，
病在內。太過則令人體瘠而少氣，不欲言。不及則令人心
如懸，小腸腹滿，小便滑，變黃色。又腎脈來喘喘累累如
鉤，按之堅曰平。又來如引葛，按之益堅曰病。來如轉
索，辟辟如彈石曰死。又腎脈但石，無胃氣亦死。腎有水
則腹大臍腫，腰重痛不得溺，陰下濕，如牛鼻，頭汗出，
是為逆寒，大便難。腎病手足冷，面赤目黃，小便不禁，
骨節煩痛，小腹結痛，氣上沖心，脈當沉而滑，今反浮大
緩；其色當黑，今反黃；其翕翕少氣，兩耳若聾，精自
出，飲食少，便下清，脈遲可治。冬則脈沉而滑曰平，反
大而緩，是土剋水，不可治。反浮澀而短，肺乘腎，易
治。反弦而長者，肝乘腎，不治自癒。反浮大而洪，心乘
腎，不為害。

腎病腹大體重滿，咳嗽汗出憎風，虛則胸中痛，陰邪
入腎，則骨痛腰痛，上引脊背疼，遇房汗出，當風浴水，
久立則腎病。又其脈甚急，則腎痿瘕疾，微急則沉，急奔

豚足不收。緩甚則折脊，微緩則洞泄食不化，入咽還出，大甚則陰痿，微大則石水起臍下，其腫堆堆而上至胃者死。小甚則洞泄，微小則消癉，滑甚則癃癲，微滑則骨痿，坐弗能起，目視見花。澀甚則大壅塞，微澀則痔疾。又其脈之至上堅而大，有膿氣在陰中及腹內，名腎癉，得之因浴冷水，脈來沉而大，堅浮而緊，手足腫厥，陰痿腰背疼，小腸心下有水氣，時脹滿洞泄，此皆浴水中身未乾而合房得。虛夢船溺人得，其時夢伏水中，盛實則夢臨深投水中，腎脹則腰痛滿引背，怏怏然腰痹痛。腎病夜半癒，日中甚，晡則靜。腎生病則口熱舌乾，咽腫上氣，嗌乾及煩而痛。黃疸腸病久不癒，則腿筋痛，小便閉，兩脇脹滿目盲者死。

　　腎之精徹脊與腰相引而痛，饑見飽減。又腎中寒結在臍下也，腎脈來而細軟，附於骨者是也。又目黑目白，腎已內傷，八日死。又陰縮小便不出，或不快者亦死。又其色青黃，連耳左右，其人年三十許，百日死。若偏在一邊，一日死。實則煩悶，臍下重。熱則舌乾口焦，而小便澀黃。寒則陰中與腰背俱疼，面黑耳乾，嗽而不食，或嘔血是也。又喉鳴坐而喘欬血出，亦為腎虛，寒氣欲絕也。寒熱虛實既明，詳細調救，即十可治十，全生之道也。

### 論膽虛實寒熱生死脈證之法

　　膽為中清之府，號曰將軍，決斷出於此焉。能喜怒剛柔，與肝為表裏，足少陽是其經也。虛則傷寒，寒則恐畏，頭眩不能獨臥。實則傷熱，熱則驚怖，精神不守，臥起不寧。又玄水發其根在膽。又肝厥不已，傳邪入膽，嘔清汁。又膽有水，則從頭腫至足。又膽病則口苦太息，嘔

宿汁，心中澹澹，恐人將捕之，咽仲介介然數唾。又膽脹則口苦，舌下痛太息。邪氣客於膽，則夢訟鬥。其脈診在左關上浮而得之者，是其部也。膽實則熱，精神不守。膽熱多睡，膽冷則無眠。又關上脈陽微者膽虛，陽數者膽實，陽虛者膽絕也。

### 論小腸虛實寒熱生死逆順脈證之法

小腸為受盛之府，與心為表裏，手太陽是其經也。心與小腸絕者，六日死。絕則發直如麻，汗出不已，不得屈伸者是也。又心病久則傳小腸，小腸欬則氣欬一齊出也。小腸實例則傷熱，熱則口瘡。虛則傷寒，寒則泄膿血，或泄黑水，其根在小腸。又小腸寒則下腫重。熱久不出，則漸生痔疾。若積多發熱則上病，若氣多發冷，則腰下重，食則窘迫而難，是其候也。

小腸脹則小腸引指痛，厥則邪入小腸，夢聚並邑中，或咽痛頷腫，不可回首，肩如杖，腳如折。又左手寸口陽絕，是無小腸也，六日死。病則臍腹小，腹中有疝瘕也。右手寸口實大，小腸實也，有熱則小便赤澀。又小腸實則口瘡，身熱去來，心中煩滿體重。

又小腸主於舌之官也，和則能言，而機關利健，善別其味。虛則左寸口脈浮而微，軟弱不禁。按病驚狂，無所守下，空空然不能語者是也。

### 論胃虛實寒熱生死逆順脈證之法

胃者腑也，又名水穀之海，與脾為表裏，為人類之根本。胃氣壯則五臟六腑皆壯，足陽明是其經也。胃氣絕，五日死。實則腫脹便難，肢節疼痛，不下食，嘔吐不已。虛則腸鳴脹滿，汗出滑泄。寒則腹中痛，不能食冷物。熱

則面赤如醉人，四肢不收，夜不安眠，語狂目亂，便硬者是也。痛甚則腹脇脹滿，吐嘔不入食，當心上下不通，惡聞食臭，嫌人語，振寒喜伸欠。胃中熱則唇黑，熱甚則登高而歌，棄衣而走，癲狂不定，汗出額上，衄不止。虛則四肢腫滿，胸中短氣，穀不化而消也。胃中風則溏泄不已，胃不足則多饑不消食，病人胃不平，且中病渴者不能治。胃脈堅而長，其色黃赤，病折腰，其脈軟而散，病食痺，關上脈浮大者虛也，浮而短澀者實也，浮而微滑者亦虛，浮而遲者寒也，浮而數者熱也，虛實寒熱生死之證，察其脈理，[19]即成神妙也。

### 論大腸虛實寒熱逆順生死脈證之法

大腸者，肺之腑也，為傳送之司，號監倉之官。肺病久則傳入大腸，手陽明是其經也。寒則泄，熱則結，絕則利下不止而死。[20]熱極則便血。又風中大腸則下血。又實熱則脹滿，大便不通。虛寒則滑泄不定。大腸乍虛乍實，乍來乍去，寒則溏，熱則垢，有積物則發熱慄而寒，其發渴如瘧狀，積冷痺痛，不能久立，痛已則泄，積物是也。虛則喜滿咳喘咽中如核妨矣。

### 論膀胱虛實寒熱逆順生死脈證之法

膀胱者，津液之府也，與腎為表裏，號小曹椽，名玉海也。[21]足太陽是其經也。總統於五腑，[22]所以五腑有疾，即應膀胱，膀胱有疾，即應胞囊。小便不利，熱入膀胱則甚，氣急而小便黃澀也。膀胱寒則小便數而清白。[23]又石水發則根在膀胱，腹脹大者是也。[24]又膀胱欬而不已，則傳之三焦，腸滿而不飲食也。然上焦主心肺之病。人有熱則食不入，[25]寒則精神不守，泄利不止，語聲不出

也。實則上絕於氣不行也。[26]虛則引氣入肺。其三焦之氣和，則五臟六腑皆和，逆時皆逆。[27]膀胱中有厥陰氣，則夢行不快，滿脹則小便不下，臍下重悶，或有痛絕，[28]則三日死，死雞鳴也。[29]

## 論三焦虛實寒熱生死逆順脈證之法

三焦者，人之三元之氣也，號曰中清之腑，總領五臟六腑，榮衛經絡，內外左右上下之氣也。三焦通則內外左右上下皆通，其於用身灌體，和內調外，榮左養右，導上宣下，莫大於此也。又名玉海，水道上則曰三管，中則曰霍亂，下則曰走哺，名雖三而歸一，有其名而無其形也。亦號曰孤獨之腑，而衛出於上，榮出於下。上者絡脈之系，中者經脈之系，下者人氣之系也。亦又屬膀胱之宗，始主通陰陽，調虛實呼吸，有病則苦腹脹氣滿，小腹堅，溺不得便而窘迫也。溢則作水，留則為脹，手少陽是其經也。又上焦實熱，則額汗出能食，而氣不利，舌乾口焦，咽閉之類，腹脹脅肋痛。寒則不入食，吐酸水胸背引痛，噎乾津不納也。實則食已虛。虛則還出，臟脹而不納。虛則不能制下，遺便溺頭面腫也。中焦實熱則上下不通，腹脹喘欬上氣不下，下氣不上，[30]關格而不通也。寒則下痢不止，食飲不消。中滿虛則腸鳴臟脹也。下焦實熱，則小便不通，大便難，若重痛也。虛寒則大小便泄下不止，三焦之氣，和則內外和，逆則內外逆，故以三焦為人之三元氣，不亦宜乎。[31]

## 論痹

痹者，風寒暑濕之氣，中於臟腑之謂也。入腑則病淺易治，入臟則病深難治。有風、寒、濕、熱、氣及筋、

骨、血、肉、氣之則。大凡風寒暑濕之邪，入於心者，名曰血痹；入脾者名肉痹；入肝者名筋痹；入肺者名氣痹；入腎者名骨痹。感病則一，其治乃異。痹者閉也，五臟六腑，感於邪氣，亂於真氣，閉而不仁也。又痹病成痛癢，或淋或急，或緩而不能收持，或蜷而不能舒張，或行立艱難，或言語蹇澀，或半身不遂，或四肢蜷縮，或口眼偏斜，或手足敧側，或行步而不言語，或不能行步，或左偏枯，或右壅滯，或上不通於下，或下不通於上，或左右手疼痛，或即疾而即死，或感邪而未亡，或喘滿而不寐，或昏昧而不醒。種種諸證，出於痹也。〔32〕

### 論氣痹

氣痹者，愁思喜怒過則氣結於上。〔33〕久而不消則傷肺，傷肺則生氣漸衰，而邪氣癒勝。留於上則胸腹痹而不能食，注於下則腳腫重而不能行，攻於左則左不遂，沖於右則右不仁，貫於舌則不能言，遺於腸則不能溺，壅而不散則痛，流而不聚則麻，真經既損，難以醫治。邪氣不勝，易為痊癒。其脈右手寸口沉而遲澀者是也。宜節憂思以養氣，慎怒以全真，最為良矣。〔34〕

### 論血痹

血痹者，飲食過多，〔35〕懷熱太盛，或寒折於經絡，或濕犯於榮衛，因而血搏，遂成其咎，故使血不能榮外，氣不能養內，內外已失，漸漸消削。

左先枯則右不能舉，右先枯則左不能伸，上先枯則上不能制下，下先枯則下不能克上，中先枯則下不能通疏，百證千狀，皆失血也。其脈左手寸口脈結而不能流利，或斷絕者是也。

### 論肉痹

肉痹者，飲食不節，膏粱肥美之所為也。脾者肉之本，[36]脾氣已失，則肉不榮，肌膚不澤，則紋理疏，[37]凡風寒暑濕之邪易為人，故久不治則為肉痹也。[38]肉痹之狀，其先能食，而不能充悅，四肢緩而不收持者也。其右關脈按舉皆無力，[39]而往來澀也。宜節飲食以調其臟，常起居以安其脾，然後依經補瀉，以求其癒也。

### 論筋痹

筋痹者，由怒叫無時，行步奔急，淫邪傷肝，肝失其氣，因而寒熱所客，久而不去。流入筋會，則使人筋急而不能舒緩也，[40]故名曰筋痹。宜活血以補肝，溫氣以養腎。然後服餌湯圓，治得其理，合自瘳矣。不然則害人。其脈左關中弦急而數，浮沉而有力也。

### 論骨痹

骨痹者，乃嗜欲不節傷於腎也。氣內消則不能關禁，中上俱亂，三焦之氣，痞而不通，飲食糟粕，精氣日衰，邪氣妄入，上沖心舌，其候為不語；中犯脾胃，其證為不充；下流腰膝，其相為不遂；傍攻四肢，則為不仁。寒在中則脈遲，熱在中則脈數，風在中則脈浮，濕在中則脈濡，虛在中則脈滑，其證不一，要在詳明耳。[41]

### 論治中風偏枯之法

人病中風偏枯，其脈數，而面乾黑黧，手足不遂，言語謇澀。治之奈何？在上則吐之，在中則瀉之，在下則補之，在外則發之，在內則溫之，[42]按之，熨之。吐謂出其涎也，瀉謂通其塞也，補謂益其不足也，發謂發其汗也，溫謂驅其濕也，按謂散其氣也，熨謂助其陽也，治各合其

宜，安可一揆，在求其本。脈浮則發之，滑則吐之，脈伏而澀則瀉之，脈緊則溫之，脈遲則熨之，脈閉則按之，要察其可否，故不能揆治者也。[43]

### 論五疔狀候

五疔者，皆由喜怒憂思，沖寒冒熱，恣飲醇酒，多嗜甘肥，毒魚酢醬，色欲過度之所為也。蓄其毒邪，浸漬臟腑，久不攄散，始變為疔。其名有五：一曰白疔，二曰赤疔，三曰黃疔，四曰黑疔，五曰青疔。

白疔起於右鼻下，初如粟米，根赤頭白，麻木或痛癢，使人憎寒頭重，狀若傷寒，不欲食，胸膈滿悶，喘促昏冒者死，未者可治。[44]此疾不過五日，禍必至矣，宜速治之。赤疔在舌下，根頭俱赤，發痛，舌本硬不能多言，驚煩悶恍惚，多渴引水不休，小便不通，發（原奪）狂者死也，未者可治，此不出七日，禍必至矣。大人小兒皆能患也。黃疔起於唇齒齦邊，其色黃，中有黃水，發則令人多食而還出，手足麻木，涎出不止，腹脹而煩，多睡不寐者死也。未者可治。黑疔起於耳前，狀如瘢痕，其色黑，長減不定，使人牙關急，腰脊腳膝不仁，不然則病，亦不出三歲死。皆由腎漸絕也，宜慎欲事。青疔起於目下始如瘤瘢，其身青硬如石，使人目昏昏然無所見，多恐悸，睡不安寧，久不瘥，令目盲，或脫精，不出一年，禍必至矣。白疔其根肺，赤疔其根心，黃疔其根脾，黑疔其根腎，青疔其根肝，五疔之候最為巨疾，不可不察也。[45]

### 論癰疽

夫癰疽瘡腫之作者，皆五臟六腑蓄毒不流，非獨因榮衛壅塞而發者也。其行也有處，其主也有歸。假令發於喉

舌者，心之毒；發於皮毛者，肺之毒；發於肌肉者，脾之毒；發於骨髓者，腎之毒；發於下者陰之毒，發於上者陽之毒，發於外者六腑之毒，發於內者五臟之毒。故內曰壞，外曰潰，上曰從，下曰逆。發於上者得之速，發於下者得之緩，感於六腑則易治，感於五臟則難瘳也。又近骨者多冷，近虛者多熱。近骨者久不瘥，則化成血蠱。近虛者久不瘥，則傳氣成漏。成蠱則多癢少痛，或先癢後痛。生漏則多痛少癢，或不痛不癢。內虛外實者，多痛少癢。血不止則多死，膿疾潰則多生。或吐逆無度，飲食不時，皆癰疽之使然。種候萬端，要在明詳耳。

### 論腳弱狀候不同

人病腳氣與氣腳有異者，即邪毒從內而注入腳者，名曰腳氣。[46]風寒暑濕邪毒之氣，從外而入於腳膝者，名氣腳也。皆以邪奪其正，使人病形，頗相類例。其於治療，亦有上下先後。若不察其理，無由致其瘳也。又喜怒憂思寒熱毒邪之氣，流入肢節，或注於膝腳，其狀類諸風、歷節、偏枯、癰腫之症，但入其腳膝者謂之氣腳。若從外入足入臟者，謂之腳氣。腳氣者，先治外而次治內，實者利之，虛者益之。又病腳氣多者何也，謂人之心、肺二經起於手，脾、腎、肝三經起於足，手則清邪中之，足則濁邪中之，人身之苦者手足耳，而足則最重艱苦，故風寒暑濕之氣，多中於足，以此腳氣病多也。然而得之也以漸，始誤於不明。醫家不視為腳氣，而目為別疾，治療不明，因循至大，身居厄矣。本從微起，漸成巨候，流入臟腑，傷於四肢，頭項腹背未甚，終不能知覺也。

時因地而作，或如傷寒，或如中暑，或腹背疼痛，或

肢節不仁，或語言錯亂，或精神昏昧，或時喘乏，或暴盲聾，或飲食不入，或臟腑不通，或攣急不遂，或舒緩不收，或口眼牽搐，或手足顫震，種種多狀，莫有達者。故使愚俗束手受病，死無告療。仁者見之，豈不傷哉！今始述本末，略示後學。如醉入房中，飽眠露下，當風取涼，對月貪歡，沐浴未乾而熟睡，房室暫罷而沖風，久立於低濕，久佇於水濕，冒雨而行，清寒而寢，勞傷汗出，食欲悲生，犯諸所禁，因成疾矣。其於不正之氣，中於上則害於頭目，害於中則蠱於心腹，形於下則失於腰腳，及於傍則妨於肢節，千狀萬證，皆屬氣腳。起於腳膝，乃謂腳氣也。形候脈理，亦在詳明。

其脈浮而弦者，起於風；濡而弱者起於濕，洪而數者起於熱，遲而澀者起於寒，滑而微者起於虛，牢而堅者起於實。在於上則由於上，在於下則發於下，在於中則發於中，結則因氣，散則因憂，緊則因怒，細則因悲。風者汗而瘥，濕者溫而瘥，熱者解而瘥，寒者熨而瘥。虛則補之，實則瀉之，氣則流之，憂則寬之，怒則悅之，悲則和之，能通斯方，謂之良醫。腳氣之病，傳於心肝，十死不治。入心則恍惚妄謬，嘔吐食不入，眠不安定，左手寸口脈乍大乍小，乍有乍無者是也。入腎即腰腳俱腫，小便不通，呻吟不絕，目額皆黑色，時上沖胸腹而喘，其左尺中脈絕者是也。切宜明審矣。

### 論水腫生死脈證

人生百病，最難者莫出於水。[47]水者，腎之制也，腎者，人之本也。腎氣壯則水還於腎，虛則水散於皮，又三焦壅塞，榮衛閉格，血氣不從，虛實交變，水隨氣流，故

為水病。有腫於頭目，與腫於腰腳，腫於四肢，腫於雙目者。有因嗽而得者，有因勞而生者，有因凝滯而起者，有因虛而成者，有因五臟而出者，有因六腑而來者，類皆多種，狀各不同，所以難治，由此百狀，人難曉達。縱曉其端，則又人以驕恣，不循理法，冒犯禁忌，弗能備矣。故人中水疾，死者多矣。

水有十名：一曰青水，二曰赤水，三曰黃水，四曰白水，五曰黑水，六曰玄水，七曰風水，八曰石水，九曰暴水，十曰氣水。青水者其根起於肝，其狀先從面腫，而漸行於一身。赤水者其根起於心，其狀先從胸腫起。黃水者其根起於脾，其狀先從腹腫起。白水者其根起於肺，先從腳腫而上氣喘嗽。黑水者其根起於腎，其狀先從足趺腫。玄水者其根在膽，其狀先從面腫至足者是也。風水者，其根在胃，其狀先從四肢腫起。石水者，其根在膀胱，其狀小腹腫大是也。暴水者其根在小腸，其狀先從腹脹而四肢不腫，漸漸而腫也。氣水者其根在腸，乍來乍去，乍衰乍盛者是也。良由上下不通，關竅不利，氣血痞格陰陽不調而致。其脈洪大者死，久不瘥之病。

令人患水氣，臨時發散歸五臟六腑，則主為病也。消渴者因冒風沖熱，饑飽失常，飲酒過重，嗜欲傷頻，或服藥石，久而積成，使之然也。

### 論淋瀝小便不利

諸淋與小便不利者，五臟不通，六腑不和，三焦痞澀，榮衛耗失，冒熱飲酒，過醉入房，竭散精神，勞傷血氣，或因色興而敗精不出，或因迷寵而真髓多輸，[48] 或驚惶不定，或憂思不寧，或饑飽過時，或奔馳不定，或癃忍

大小便，或寒入膀胱，或發洩久興，或暑中胞囊傷，於茲不慎，致起斯疾。

狀喉變異者，名亦不同，則有冷、熱、氣、勞、膏、砂、虛、實之八種耳。冷者小便數而色白如泔也，熱者小便澀而赤色如血也，氣者臍腹滿悶，小便不通利而痛也，勞者小便淋漓不絕，如水滴漏而不斷絕也，膏者小便中出物如脂膏也，砂者臍腹隱痛小便難，其痛不可須臾忍，小便中有砂石，有大如皂角子，色澤赤或白不定，此由腎氣強，貪於女色，閉而不泄，泄而不止，虛傷真氣，邪熱漸弱，結聚成砂。又如煮鹽，火大水小，鹽漸成石之類。八淋之中，惟此最為危矣。

其脈盛大而實者可治，虛小而濕者不可治。虛者腎與膀胱俱虛，精滑夢瀉，小便不禁，實者謂經絡閉塞，水道不利，莖痛腿酸也。又諸淋之病與脈相從者活，反者死凶。治療之際，亦在詳酌耳。

### 論古今藥餌得失

古之與今，所施藥餌，有得有失者，蓋以其宜不宜也。或草或木，或金或石，或單方得力，或群隊獲功，或金石毒而致死，或因以長生，其驗不一者何也？基本實者，得宣統之性，必延其命。基本虛者，得補益之情，必長其年。虛而過泄，實而更增，千死其千，萬歿其萬，則決矣。有年少富盛之人，恃有學力；恣其酒欲，誇弄其術，暗使精神內損，藥力扶持，忽然疾作，何能救療。如是者豈止災之內發，但恐藥餌無功，實可歎哉！果能久明方書，熟審其宜，人藥相介，效豈妄乎？

假如臟不足則養其臟，腑有餘則瀉其腑，外實在理

外，內虛則養內，上塞而引上，下塞而通下，中澀則解中，左病則治左，右病則治右，上下左右，內外虛實，各稱其法，安有橫夭者乎。

### 論三痞

金石草木，皆可以不死，有驗無驗，在有志無志也。雖能久服，而又其藥熱壅塞而不散，或上或下，或否或澀，各有其候。如頭眩目昏，面赤心悸，肢節痛前後不仁，多痰短氣，懼火喜寒。又狀若中風之類，是為上痞。又如腸滿脹，四肢倦，行立艱，食以嘔，多冒昧，減飲食或渴者，是名中痞。又如小便不利，臍下滿硬，語言蹇滯，腰痛腳重，不能立，是名下痞。是宜審明情狀，慎為用餌耳。

### 論各種療治法宜因病而施

夫病有宜湯，宜圓，宜散，宜下，宜吐，宜汗，宜灸，宜針，宜補，宜按摩，宜導引，宜蒸熨，宜暖洗，〔49〕宜悅愉，宜和緩，宜水，宜火等之分。若非良善精博，難為取癒。庸下淺識，亂投湯圓，汗下補吐，動使交錯。輕者令重，重者令死，舉世皆然。蓋湯可以滌蕩臟腑，開通經絡，調品陰陽，袪分邪惡，潤澤枯朽，悅養皮膚，養氣力，助困竭，莫離於湯也。圓可以逐風冷，破堅症，消積聚，進飲食，舒榮衛，定開竅，緩緩然參合，無出於圓也。散者能袪風邪暑濕之氣，攄寒溫濕濁之毒，發散四肢之壅滯，除劘五臟之結狀，關腸和胃，行脈通經，莫過於散也。下則疏豁閉塞。補則益助虛乏。灸則起陰通陽。針則行榮行衛。導引則可以逐客邪於關節，按摩則可以驅浮淫於肌肉，蒸熨避冷，暖洗生陽，悅愉爽神，和緩安氣。

若實而不下，使人心腹脹滿，煩亂鼓腫。若虛而不補，則使人氣血消散，肌肉耗亡，精神脫矣，志意昏迷。可汗而不汗，則使毛孔閉塞，關絕而終。合吐而不吐，則使結胸上喘，水食不入而死。當灸而不灸，則使人冷氣重凝，陰毒內聚，厥氣上沖，分遂不散，[50] 以致消減。

當針而不針，則使人榮衛不行，經絡不利，邪漸勝真，冒昧而昏。宜導引而不導引，則使人邪侵關節，固結難通。宜按摩而不按摩，則使人淫隨肌肉，久留未消。宜蒸熨而不蒸熨，則使人冷氣潛伏，漸成痹厥。宜暖洗而不暖洗，則使人陽氣不行，陰邪相害。不當下而下，則使人開腸蕩胃，洞泄不禁。不當汗而汗，則令人肌肉消絕，津液枯耗。不當吐而吐，則使人心神煩亂，臟腑奔沖。不當灸而灸，則使人重傷經絡，內蓄痰毒，反害於中和，致於不可救。不當針而針，則使人氣血散失，機關細縮。不當導引而導引，則使人真氣勞敗，邪氣妄行。不當按摩而按摩，則使人肌肉䐃脹，筋骨舒張。不當蒸熨而蒸熨，則使人陽氣偏行，陰氣內聚。不當暖洗而暖洗，則使人濕灼皮膚，熱生肌體。不當悅愉而悅愉，則使人神失氣消，精神不快。不當和緩而和緩，則使人氣停意折，健忘傷志。

大凡治療，要合其宜，脈狀病候，略陳於後：凡脈不緊數，則勿發其汗。脈不疾數，不可以下。心胸不閉，尺脈微弱，不可以吐。關節不急，榮衛不壅，不可以針。陰氣不盛，陽氣不衰，勿灸。內無客邪，勿導引。外無淫氣，勿按摩。皮膚不痹，[51] 勿蒸熨。肌肉不寒，勿暖洗。神不凝迷，勿悅愉。氣不奔急，勿和緩。順此者生，逆此者死耳。[52]

### 論診雜病必死脈候

夫人生氣健壯者，外色光華，內脈平調。五臟六腑之氣消耗，則脈無所依，色無所澤，如是者百無一生。雖能飲食行立，而端然不誤，不知死之逼矣。為少具大法，列之於後。

病瞪目引水，心下牢滿，其脈濡而微者死。病吐衄瀉血，其脈浮大者，數日死。[53]病妄言身熱手足冷，其脈細微者死。病大泄不止，其脈緊大而滑者死。病頭目痛，其脈濇短者死。病腹中痛，其脈浮大而長者死。病腹痛而喘，其脈滑而利，數而緊者死。病四逆者，其脈浮大而短者死。病耳無聞，其脈浮大而濇者死。病惱痛，其脈緩而大者死。左痛右痛上痛下痛者死。下痛而脈病者死。病厥逆，呼之不應，脈絕者死。病人脈宜大反小者死。肥人脈細欲絕者死。瘦人脈躁者死。人脈本滑利。而反濇者死。人脈本長，而反短者死。人尺脈上應寸口太遲者死。溫病，三四日未汗，脈太疾者死。溫病脈細微而往來不快，胸中閉者死。溫病，發熱甚，脈反小者死。病甚，脈往來不調者死。溫病，腹中痛，下利者死。溫病汗不出，出不至足者死。病瘧腰脊強急，瘈瘲者死。病心腹脹滿，痛不止，脈堅大洪者死。痢血不止，身熱脈數者死。病脹滿四逆，[54]脈長者死，熱病，七八日，汗當出反不出，脈絕者死。熱病七八日，不汗躁狂，口舌焦黑，脈反細弱者死。熱病未汗出，而脈大盛者死。[55]

熱病，汗出脈未盡，往來轉大者死。病咳嗽，脈數身瘦者死。暴咳嗽，脈散者死。病咳，形肥，脈急甚者死。病嗽而嘔，便滑不禁，脈弦欲絕者死。病諸咳喘，脈沉而

浮者死。病上氣，脈數者死。病肌熱，形瘦，脫肛，熱不去，脈甚緊急者死。病腸癖，轉筋，脈極數者死。病中風，痿厥不仁，脈緊急者死。病上喘，氣急四匝，脈澀者死。病寒熱，瘈瘲，脈大者死。病金瘡，血不止，脈大者死。病墜損，內傷，脈小弱者死。病傷寒，身熱甚，脈反小者死。病厥逆，汗出。脈虛而緩者死。病洞泄，不下食，脈急者死。病腸澼，下白膿者死。病腸澼，下膿血，脈懸絕者死。病腸澼，下膿血，身有寒，脈絕者死。病咳嗽，脈沉堅者死。病腸中有積聚，脈虛弱者死。病水氣，脈微而小者死。病水脹如鼓，脈小澀者死。[56]病泄注，脈浮大而滑者死。病內外俱虛，臥不得安，身冷，脈細微，嘔而不食者死。[57]病冷氣上攻，脈逆而澀者死。卒病，脈堅而細微者死。[58]熱病三五日，頭痛身熱，食如故，脈直而疾者，八日死。久病，脈實者死。又虛緩、虛微、滑弦急者死。卒病，脈弦而數者死。凡此凶脈，十死十，百死十，不可治也。

## 論察聲色形證決死法

凡人五臟六腑，榮衛關竅，宜平生氣血順度循環無終，是為不病之本。若有缺絕，則禍必來矣。要在臨病之時，存神內想，息氣內觀，心不妄視，著意精察，方能通神明，探幽微，斷死決生，千無一誤。死之徵兆，具之於後：

黑色，起於耳目鼻上，漸入於口者死。赤色，見於耳目額者，五日死。黑白色，入口鼻目中者，五日死。黑或如馬肝色，望之如青，近則如黑者死。張口如魚，出氣不反者死。循摸衣縫者死。妄語錯亂，及不能語者死。熱病

即不死。屍臭不可近者死。[59]面目直視者死。肩息者一日
死。面青，人中反者，三日死。面無光，牙齒黑者死。面
青目黑者死。面白目黑者，十日死。面赤眼黃，即時死。
面黑目白者，八日死。面青目黃者，五日死。眉系傾者，
七日死。齒忽黑色者，三十日死。髮直者，十五日死。遺
尿不覺者，五六日死。唇口乍乾黑者死。爪中青黑者死。
[60]頭目久痛，卒視不明者死。舌捲卵縮者死。面黑直視者
死。面青目白者死。面黃目白者死。面目俱白者死。面目
青黑者死。面青唇黑者死。髮如麻，喜怒不調者死。髮眉
如衝起者死。[61]面色黑，脅滿，不能反側者死。面色蒼
黑，卒腫者死。掌腫無紋，臍腫出，囊莖俱腫者死。手足
爪甲、肉，黑色者死。汗出不流者死。唇反，人中滿者
死。陰陽俱絕，目眶陷者死。五臟內外絕，神氣不守，其
聲嘶者死。陽絕陰結，精神恍惚，撮空裂衣者死。陰陽俱
閉，失音者死。榮衛耗散，面目浮腫者死。心絕肩息，回
盼目疾者死。[62]

　　肺絕，則氣去不返，口如魚口者三日死。骨絕，腰脊
痛，腎中重，不可反側，足膝後平者，五日死。腎絕，大
便赤澀，下血，耳於，腳浮，舌腫者六日死。又曰，足腫
者九日死。[63]脾絕，口冷，足腫脹，泄不覺者，十二日
死。筋絕，魂驚，虛恐，手足爪甲青，呼罵不休者，八九
日死。肝絕汗出如水，恐懼不安，伏臥，目直，面青者，
八日死。又曰：即時死。胃絕，齒落面黃者，七日死。又
曰：十日死。[64]

# 卷 二

# 華佗臨症秘傳

### 華佗治頭痛身熱要訣

● 表外實，下內實，忌。

世治外實，多用表劑，表則外虛，風寒得入，而病加劇。世治內實，多用下劑，下則內虛，腸胃氣促，而肢不暢。華先生治府吏倪尋，頭痛身熱，則下之，以其外實也。

治李延頭痛身熱，則汗之，以其內實也。益得外實忌表，內實忌下之秘也。又按內實則濕火上沖，猶地氣之鬱，正待四散也。外實則積垢中留，猶山閑之水，正待下行也。其患頭痛身熱同，而治法異者，雖得之仙秘，實本天地之道也。余屢試之，果屢見效。

孫思邈注

### 華佗治肢煩口乾要訣

● 汗癒，不汗死。

縣吏尹世，苦四肢煩，口中乾，不欲聞人聲，小便不利。華先生曰：「試作熱食，得汗即癒，不汗後三日死。」即作熱食，而汗不出。華先生曰：「臟氣已絕於內，當啼泣而絕。」已而果然。先生蓋有所本而云然也。

按肢煩口乾，不欲聞聲，熱症也。醫者遇此症，決不敢曰熱食。多主用涼劑，然一用涼劑，便起搐搦，卻無蹄泣之狀，緣先生進熱食，故有啼泣狀耳。余昔遇此症，常用熱表劑，見汗涔涔而癒，益信先生言之不誣。竊怪世之治此症者，不能決其癒不癒，死不死。觀於先生之治法，可以知所從事矣。

孫思邈注

## 華佗治牙痛要訣

● 宜辛散　忌涼過。

世傳華先生治牙痛：一撮花椒小一盅，細辛、白芷與防風，濃煎漱齒三更後，不怕牙痛風火蟲。實則先生之醫術，雖本乎仙人，其用藥則由己。如宜辛散，忌涼過，即治百般牙痛之秘訣也。故知治病不必拘定湯藥，蓋湯藥可偽造，可假託，且當視其病之重輕，人之虛實。時之寒燠，而增減之，故有病同藥同，而效與不效異。醫者於此，宜知所酌奪矣。

孫思邈注

## 華佗治死胎要訣

● 朱砂，雞白，蜜，硇砂，當歸末，等份，酒服出。

按此係《普濟方》[1]考《魏志》甘陵相夫人有身六月，腹痛不安，先生視之曰：胎已死。使人手摸知所在，在左則男，在右則女。人云在左，於是為湯下之，果下男形，即癒。

然用何湯藥，則未言明，不能無疑。意先生善解剖，固有下之之術，不專恃湯藥，特以湯藥為輔佐品乎。今觀此書，則知先生之治斯症，固有湯藥在也。

　　因為稽考故事以實之，且余亦嘗用此方下胎屢見奇
效，人且視為仙方也。

孫思邈注

### 華佗治矢鏃入骨要訣

● 刮骨，理骨，理筋，補筋。[2]

　　按《襄陽府志》：關羽鎮襄陽，與曹仁相拒，中流
矢，矢鏃入骨，先生為之刮骨去毒，出血理筋，創果癒。
蓋即本此二語，而見之於實事也。若治毒不敢刮，必致毒
氣蔓延；見筋不敢理，必致筋肉短縮，其害無窮。凡為醫
者，宜熟習此二語，勿見筋骨而膽怯，只求刮理得法，自
不難立見效奇，而病家亦不得以須受刮理，而遽增惶駭
也。

孫思邈注

### 華佗治膝瘡要訣

● 巳戌相投。

　　凡蛇喜嗅血腥，故人染蛇毒，或服蛇子，必能生蛇，
以其遇血腥能生長也。犬之黃色者，其血腥尤甚，使之用
力於足部，其血鬱悶已極，有直沖之性，蛇嗅之必出也。
昔余見有屠狗者，旁有數童子圍觀之，忽有一童子目注牆
角咋曰：「蛇來矣」。旋又有二童子，驚相告，謂有二蛇
在屋瓦上蜿蜒來集。余初不解其故，今讀華先生秘方，始
知之。建安中，琅琊有居民曰劉勳者，其女年二十許，左
膝上忽發一瘡，癢而不痛，凡患數十日而癒。已而復發，
如是經七八年，迎先生使治之。先生視之曰：易耳。當得
稻糠色犬一頭，良馬三匹，以繩犬頸，使馳驟，馬前而犬
後，馬力竭，輒易之，計馬與犬共行三十餘里，俟犬不能

馳，再令人強曳之，使續走二十餘里。乃以藥飲女，女即安臥，昏不知人，急取犬剖腹，俾血如泉湧，以犬之近後足之前所斷之處，令向瘡口相距二三寸許停之，須臾則有若蛇者，蜿蜒從瘡中出，速以鐵錐貫蛇項，蛇在皮中，搖動良久，移時即不動，引出之長凡三尺許，惟有眼球而無瞳，又為逆鱗耳。乃以膏敷於瘡面，凡七日而癒。

孫思邈注

## 華佗治濕濁上升要訣

● 病有不能順治，可逆治。

有人苦頭眩，頭不得舉，目不得視，積時年許。先生視之，使悉解衣倒懸，令頭去地一二寸，濕布拭身體，令周匝，候視諸脈盡出五色。乃令弟子數人，以鈹刀決脈，五色血盡，視赤血出乃下。以膏摩，被覆，汗出周匝，飲以葶藶犬血散立癒。此即逆治之法也。

孫思邈注

## 華佗治寒熱要訣

● 冷浴生大熱。

有婦人久病經年，世謂寒熱交注病。冬日十一月中，先生令坐石槽中，以寒水汲灌之，云當滿百。始七八灌，戰欲死，灌者亦懼而欲中止。先生令滿數，至將八十灌，熱氣乃蒸出，嚚嚚高二三尺，滿百灌，乃命燃火溫床厚覆，良久汗洽出，著粉汗糝便癒。按冷浴有反激之力，初極冷，繼極熱，足以清毛管，出廢料。有經絡肌膚為寒濕所困，不能發汗者，冷浴最效。余體肥，從不服表劑，不適則冷浴，浴後輒覺肌暢神爽，始信仙方不欺人也。惟體弱者不宜冒昧行之，違之則有損。又冷浴之後，宜用乾布

揉擦，斯不可不察耳。

孫思邈注

### 華佗治腹痛脾腐要訣

● 物生於土，土燥物枯，可掘而潤之，體此可以治脾。

　　一人病腹中半切痛，十餘日中，鬚眉墮落，先生視之曰：「此脾半腐也，宜刳腹，施以洗伐。」即飲以藥，令臥，破腹視脾，半腐壞，刮去惡肉，以膏敷創，飲以藥，百日而平復。

孫思邈注

### 華佗治腳病要訣

● 陰絡腹行，陽絡背行，緣督爲治，支無不伸。

　　一人病腳躄不能行，先生切脈後，即使解衣，點背數十處，相間一寸或五寸，從邪不能當，言灸此各七壯，灸創癒，即能行也。後灸癒，灸處夾背一寸上下行，端直均調，如引繩也。

　　按先生以四言為主要，知藥所不及，乃易之以灸。人謂灸不難，得穴難。余謂得穴非難，因有圖可按，體格部位可稽也。惟病之應灸與否，又灸從何起，迄何止，有膽有識，斯誠難耳。先生之享大名於後世也，即此膽與識為之基也。

孫思邈注

### 華佗治酒毒要訣

● 諱疾忌醫，死。

　　酒之發酵，足傷肺翼，害腸胃，惟葛花可解。暨瀆嚴昕與數人共候，先生適至，謂昕曰：「君身中佳否？」昕曰：「無他。」先生曰：「君有急疾見於面，毋多飲，多

飲則不治。」與以葛花粉令服之，昕不能信，復飲，歸行數里，卒頭眩墮自車，人扶之，輦回家，越宿死。

孫思邈注

## 華佗治虛損要訣

- 乘虛禦內，亡。

故督郵頓，子獻得病，已瘥，詣先生。先生為切其脈曰：「尚虛未得復，勿為勞事。禦內即死，臨死當吐舌數寸。」其妻聞其病除，自百餘里來省之，止宿交接，中間三日，病發，一如先生言。

接腎水愈不足，相火愈妄動，故患虛損者，愈喜近女色。此女欲拒而不能，非腰痛如割，則黏汗如流，此症先生且無方，仙且無術，人其鑒之。

孫思邈注

## 華佗治胃管要訣

- 地數五，土求其平，毋使術梗。

督郵徐毅得病，先生往省之。毅謂先生曰：「昨使醫吏劉租，針胃管訖，便苦咳嗽，欲臥不安。」先生曰：「刺不得胃管，誤中肝也，食當日減，五日不救。」果如先生言。

按人謂咳嗽從肺，不知肝風煽動，使肺不舒，亦足致嗽，所謂木刑金也。人謂減食由胃，不知肝氣下行，使胃作脹，不能進食，所謂木剋土也。人謂不眠由腎，不知肝為血海，肝病血虛，勢難安眠，所謂木耗水也。胃屬土，地數五，五為地數之終，終而不能復始，故五日不救也。仙傳數語，足以當千萬部醫書，有如是者。

孫思邈注

### 華佗治嬰兒下利要訣

● 先啼後利，乳多冷氣。

凡兒啼，哺以乳則止。乳寒則胃不舒，既入賁門，不能上吐，則為下利。東陽陳敘山小男二齡，得疾下利，常先啼，日以羸困，以問先生。先生曰：「其母懷軀，陽氣內養，乳中虛冷，兒得母寒故也。治法宜治其母，兒自不時瘥。」乃與以四物女菀丸（即四物湯），十日即除。

按四物湯為婦人要藥，有活血通經之功。佗以此法治病，即所云「子有病治其母也」。凡治兒病，藥由母服。方取婦科，法自此始。[3]

### 華佗治蠆螫要訣

● 水性漲，毒自散。

彭城夫人夜如廁，蠆螫其手，呻吟無賴。先生令溫湯近熱，漬手其中，卒可得寐。但令人數為易湯，不使微冷，達旦而癒。

按人受蜂刺或蛇毒，多用白礬、雄黃、香油及各種草藥敷之，竟不見效，或反腫痛。從未有以熱水漬之者，即用熱水亦不知更易，是以無效。今觀先生之法，簡而易，且奏效速，可知醫在通變，治宜對症。治病良藥，俯拾即是。人苦於不知其用法耳。

孫思邈注

### 華佗治急症要訣

● 不堪望，斃以方。

軍吏梅平，因得疾除名，還家。家居廣陵，未至二百里，止親人舍，其日先生適至主人宿，主人令先生視之。[4]先生一望見，即謂平曰：「君早見我，可不至此，今疾

已結，不可為。趣（趣即行動之意，見《列子》）去可得與家相見，抵家後尚得有五日淹留也。」平從之，果如所言。

按凡人內有病，必先發於外，故醫以望為第一要義。扁鵲之著名，即在於能望也。先生望平色，知其必死，雖有所本，亦由能決。今之醫士，不解斯義，徒恃切脈，以作指針。故病者將死，猶為定方。吾見亦多矣。噫！

孫思邈注

### 華佗治頭風要訣

● 膽苦寒，效難見。

昔漢郭玉嘗言：「貴者處尊高以臨臣，臣懷怖懾以承之。其為療也，有四難焉。自用意而不任臣，一難也。將身不謹，二難也。骨節不強，不能使藥，三難也。好逸惡勞，四難也。

針有分寸，時有破漏，重以恐懼之心，加以裁慎之志，臣意猶且不盡，何有於病哉。此其所以不瘳也。」不知先生所得之醫經中，已有此言。故先生治曹操頭風未除，操曰：「佗能瘳，此小人養吾病，欲以自重，然吾不殺此子，終當不為吾斷此根原耳。」操之為是言，殆即郭氏所謂「貴者處尊高以臨臣」之意也。先生之不能根治，即醫經所載二語盡之矣。

孫思邈注

### 華佗治血鬱要訣

● 黑血聚，盛怒癒。

按血鬱於上焦，非可剖而出之，惟盛怒則肝之鼓動力足，鬱自散。上行則吐，勢所必然。先生嘗本此以治郡守

病，以為使之盛怒則瘥，乃多受其貨而不加功。無何棄去，又遺書辱罵之。郡守果大怒，令人追殺之，不及。因瞋恚，吐黑血數升而癒。

孫思邈注

### 華佗治病篤要訣

● 說明壽夭而復治，則不怨冤死。

醫者遇病，宜先審其人之將死與否，若貿然定方與藥，藥縱無害，及死則必歸咎於醫者，雖百喙其難辭也。故欲攻醫，宜先精相，相者何，望之義也。

先生遇病者，先能知其人之壽夭，此非得自仙傳，乃緣臨症多使然耳。嘗有疾者詣先生求治，先生曰：「君病根既深，宜剖臟腑，治之當癒。然君壽不過十年，病不能相殺也。」疾者不堪其苦，必欲除之，先生乃施破術，應時癒。十年後竟亡。

孫思邈注

### 華佗治咽塞要訣

● 中有所壅，吐為便。醫法有不宜明言而奏效甚速者。

仲景治傷寒，以升吐為第一義。先生得醫經，亦曾及此。先生嘗行道中。見有咽塞者，因語之曰：「向者道隅，有鬻餅人，萍韲甚酸，可取二升飲之，病自當去。」其人如先生言，立吐一蛇，乃懸於車而候先生。時先生小兒，戲於門中，逆見自相謂曰：「客車旁懸有物，必係逢我翁也。」及客進顧，視壁北懸蛇以十數，乃知其奇。

按先生治此症，精且玄矣。知其腹中有蛇，[5] 未嘗明言，恐其懼耳。懼則蛇亦畏縮，不肯隨吐而出。醫家有以後患詳告病者，致其人不敢服藥，令病加劇者，觀於先生

之治腹蛇，可以知所取法矣。

孫思邈注

### 華佗治內疽要訣

● 生腥化蟲，雖出有伏。

按以魚腥雜碎和糖與粉，埋土中，經宿成蟲如蚯蚓，畜雞者恒以此飼雞，較他蟲速而且繁。蓋天道本生生不已，以生物求生物，誠不生而自生也。

廣陵太守陳登，忽患胸中煩悶，面赤不食，先生脈之曰：「使君胃中有蟲，欲成內疽，腥物所為也。」即做湯二升服之，至再，有頃即大嘔，中有小蟲頭赤而能動，其半尚為魚膾，所苦即瘥。先生曰：「此病後三期當發，因其中尚有遺種，種難盡絕也。遇良醫可救。」及期疾動，佗適他往，登遂死。

孫思邈注

### 華佗治欲產不通要訣

● 產以血為主使，血乏者難，宜助。

李將軍妻病，延先生使視之。先生曰：「傷身而胎未去。」將軍言頃實傷身，胎已去矣。先生曰：「案脈胎未去也。」將軍不謂然，越日稍瘥。三月後復動，更召先生，先生曰：「脈象如前，係雙胎。先下者耗血多，故後兒不得出，胎既死，血脈不復歸，必乾附於母脊。」乃為施針，並令進湯，果下死胎，且人形已具，色已黑矣。

孫思邈注

### 華佗治咳嗽要訣

● 表裏相應，二九復生。膿能化毒，不吐腸癰。[6]

軍吏李成苦欬，晝夜不寧，先生診為腸癰，與以散二

劑，令服，即吐膿血二升餘，病尋癒。先生謂之曰：「後十八年，疾當復發，若不得藥，不治。」復分散與之，令寶藏。其後五六歲，有里人所患，適與成同，詣成乞藥甚殷，成潛而與之。乃故如譙，詣先生更乞，適值見收，意不忍言。後十八年，成復發，竟以無藥死。

　　按肺與大腸相表裏，肺疾則大腸之力不足，故便不暢。或便後失力，上無感，下不應也。若大腸遘疾，則肺之鼓動力受阻，故氣常不舒，或增咳嗽。乾不強，枝亦弱也。先生治咳嗽，而用吐劑，知其化膿毒，侵於腠理耳。視若甚奇，實則無奇也。

孫思邈注

### 華佗治血脈諸病要訣
● 身能活脈，何需藥石。

　　按先生嘗語其門人吳普曰：「人體欲得勞動，第不當極。動搖則穀氣得銷，血脈流通，疾不得生。所謂流水不腐，戶樞不蠹也。故古之為導引者，熊頸鴟顧，引挽腰體，動諸關節，以求不老。吾有一術，名五禽之戲：一曰虎，二曰鹿，三曰熊，四曰猿，五曰鳥，亦以除疾，兼利蹄足，以當導引。體有不舒，起作禽戲，怡而汗出，因以著粉，體自輕便，而嗜食。」普遵行之，行年九十，耳目聰明，齒牙完堅。佗之斯術，蓋即得自仙傳也。

孫思邈注（靜山按：今五禽之戲盛行，蓋由吳普薪傳也。）

### 華佗治腹背諸疾要訣
● 藥不及，針可入，中肯綮，深炙弊。

　　世傳涪翁善針，着有針經。[7]其弟子程高尋求積年，翁乃授之。郭玉師事程高，亦以針名。惟醫貴人，輒或不

癒。和帝問其故：對曰：「腠理至微，隨氣用巧，針石之間，毫芒即乖，神存於心手之間，可得解而不可得言也。」又曰：「針有分寸，時有破漏，是可見用針之難矣。」不知先生得仙授，亦精於此。其徒彭城樊阿，亦善針術。凡醫皆言背及胸臟之間，不可妄針，針入不得過四分，而阿針背入一二寸，胸臟深乃至五六寸，而病皆瘳。[8]是可見先生之針術，得自仙授，視涪翁等尤勝也。

孫思邈注

## 華佗治臟腑癰瘍要訣

● 藥用麻沸，臟腑可割，既斷既截，不難縫合。

按癰瘍發結於臟腑之內，雖針藥亦無所用之。先生治斯類險症，常先令服麻沸散，既昏罔覺，因刳破腹背，抽割聚積。若在腸胃，則斷截湔洗，除去疾穢。已而縫合，五六日而創合，月餘而平復矣。

孫思邈注

## 華佗治精神衰頹要訣

● 御婦人，得長生。服麻術，亦仙論。

御同禦[9]，抵御婦人，即握固不泄，還精補腦之術也。《列仙傳》曰：「容成公[10]者，能善補導之事，取精於玄牝（即服丹鉛也），其要谷神（即腎臟之元神）不死，守生養氣者也。」故世言御婦人術者，多推容成公為始祖。其實此術非創自容成公，乃創自先生。先生特假名於容成耳。

按後漢時有冷壽光者，與華先生同時，常師事先生，得先生秘授御婦人術。壽光年可百五六十歲，嘗屈頸鸀息，鬚髮盡白，而色理如三四十時。同時又有魯女生者，

長樂人，初餌胡麻及术，絕穀八十餘年，日少壯，色若穠桃，日能行三百里，走及獐鹿。常採藥入嵩高山，見女子自言為三天太上侍官，以五嶽真形與之，並授以施行法。女生道成，一旦與知交故友別，云入華山。去後五十年，先時相識者，逢女生華山廟前，乘白鹿從玉女三十人，並令謝其鄉里故人也。

（靜山按：此注見《後漢書・華佗傳》附錄）

### 華佗治髮白要訣[11]

● 服地節，頭不白。

樊阿從先生求方，可服食益於人者。先生授以漆葉青面散。漆葉屑一斗，青面十四兩。以是為率，云久服去三蟲，利五臟，輕體，使人頭不白。阿從之，壽百餘歲。

按漆葉或謂即漆樹之葉，鬱脂膏。或謂即黃耆，大補氣。青面一名地節，又名黃芝，即今熟地。主理五臟，益精氣。昔有遊山者，見仙家常服此，因以語先生，試之良效。即以語阿，阿初秘之，旋因酒醉泄於人，其方遂流傳於後世云。

（靜山按：青面漆葉，古書多未解釋。此注雖未詳細闡明，究有線索可尋，為研究華佗學術的參考資料。）

# 卷 三

# 華佗神方秘傳

### 華佗麻沸散神方

專治病人腹中症結，或成龜蛇鳥獸之類，各藥不效，必須割破小腹，將前物取出。或腦內生蟲，必須劈開頭腦，將蟲取出，則頭風自去。服此能令人麻醉，忽忽不知人事，任人劈破，不知痛癢。方如下：[1]

羊躑躅三錢、茉莉花根一錢、當歸一兩、菖蒲三分、水煎服一碗。

### 華佗瓊酥散神方

本劑專為癰疽瘡瘍施用刀圭時，服之能令人不痛。[2]

蟾酥一錢、半夏六分、羊躑躅六分、胡椒一錢八分、川烏一錢八分、川椒一錢八分、蓽撥二錢。

上為末，每服半分，陳酒調服。如欲大開，加白酒藥一丸。

### 華佗整骨麻藥神方

本劑專為開取箭頭時，服之令人不痛。[3]

川烏、草烏、胡茄子、羊躑躅、麻黃、薑黃各等份，共研為末，茶酒任用。甘草水解。

### 華佗外敷麻藥神方

本劑專為施割症時，外部調敷之用，能令人知覺麻木，任割不痛。[4]

川烏尖、草烏尖、生南星、生半夏各五錢，胡椒一兩，蟾酥四錢，蓽撥五錢，細辛四錢，上研成細末，用燒酒調敷。

### 華佗解麻藥神方

施劑以後，換皮後三日，諸症平復，急宜用藥解之使醒。[5]

人參五錢、生甘草三錢、陳皮五分、半夏一錢、白薇一錢、菖蒲五分、茯苓五錢。

上藥以水煎成一碗，服之即醒。

### 華佗神膏

凡皮膚潰爛，欲使之去腐生新，及施割後，宜急用此膏敷之。[6]

乳香、沒藥、血竭、兒茶、三七各二錢，冰片一錢，麝香二分。

熱則加黃連一錢，腐則加輕粉一錢，有火則加煅龍骨一錢，欲速收口則加珍珠一兩，或加蟹黃（法取團臍螃蟹，蒸熟取黃，曬乾收用）二錢，為末摻用。

或以前七藥加豚脂半斤，蜂蠟一兩稍溫用棉紙托膏，貼癰疽破爛處。若係杖傷，則三七需倍之。

### 華佗接骨神方

本劑專治跌傷打傷，手足折斷，惟必先細心湊合端正後，以杉木板夾持之，不可顧患者之痛楚。再以下方使之服下。最多二服當癒，不必三服也。[7]

　　羊躑躅三錢、炒大黃三錢、當歸三錢、芍藥三錢、丹皮二錢、生地五錢、土狗十個搥碎、土虱三十個搗爛、紅花三錢先將前藥用酒煎成，再加自然銅末一錢，連湯服下。

### 華佗癒風神方

　　本方凡四時諸風，俱可用之。

　　防風、羌活、五加皮、芍藥、人參、丹參、薏苡仁、玄參、麥門冬去心、乾地黃、大黃、青木香各六分，松子仁、磁石各八分，檳榔子一錢，枳實炙、牛膝、茯神、桂心各八分，上為末，蜜和為圓，如梧子，以酒服十五圓，日再服。稍稍加至三十圓為度。忌豬肉、魚、蒜、生蔥、醋、蕪荑。

### 華佗通便神方

　　久病之後，大便一月不通，毋庸急急。止補其真陰，使精足以生血，血足以潤腸；大便自出。方用：

　　熟地、玄參、當歸各一兩，川芎五錢，火麻仁一錢，大黃一錢，桃仁十個，紅花三分，蜜一碗，和水煎服。[8]

### 華佗灌腸神方

　　大便閉結，常用之法，為用下劑。惟久用則成習性，故兼用本法。

　　豚膽一具，取汁入醋少許，取竹筒長三四寸者，以半納穀道中，將汁灌入。一食頃，當便。又以花椒、豆豉水煎。用樗根汁、麻油、泔澱三味合灌之，亦下。又以桃白皮、苦參、艾、大棗煎灌亦下。兼療疳痢，及生惡瘡者。特施術時，藥須微溫，勿過熱，勿過冷。[9]

### 華佗利小便神方

　　利小便藥常品為車前、澤瀉等，其效濡緩，不及用探

尿管術之便。[10]

以蔥葉末端銳部，納玉莖孔中，深達三寸許，以口微吹，便自通。又以鹽末入蔥吹之，令鹽入莖孔中亦通。或以豚膀胱一具，於開孔處縛鵝翎管，吹之脹滿，以絲縛紮上孔，即以翎管銳端入馬口，手壓膀胱，令氣自尿管透入膀胱中，便自通。

## 華佗按摩神術

凡人支節腑臟，鬱積而不宣，易成八疾：一曰風，二曰寒，三曰暑，四曰濕，五曰饑，六曰飽，七曰勞，八曰逸；凡斯諸疾，當未成時，當導而宣之，使內體鞏固，外邪無自而入。迨既感受，宜相其機官，循其腠理，用手術按摩疏散之，其奏效視湯液圓散神速。述如下：

（1）兩手相捉扭捩，如洗手法。

（2）兩手淺相差，翻覆向胸。

（3）兩手相捉共按胜，左右同。

（4）以手如挽五石力弓，左右同。

（5）兩手相重按胜，徐徐捩身，左右同。

（6）作拳向前築，左右同。

（7）作拳卻頓，此是開胸法，左右同。

（8）如拓石法，左右同。

（9）以手反捶背，左右同。

（10）兩手據地，縮身曲脊，向上三舉。

（11）兩手抱頭，宛轉胜上，此是抽脅。

（12）大坐斜身，偏敧如排山，左右同。

（13）大坐伸兩腳，即以一腳向前虛掣，左右同。

（14）兩手拒地回顧，此虎視法。左右同。

（15）立地反勾身三拳。

（16）兩手急相叉，以腳踏手足，左右同。

（17）起立以腳前後虛踏，左右同。

（18）大坐伸兩腳，用當相手勾[11]所伸腳著膝中，以手按之，左右同。

上十八法，不問老幼，日則能依此三遍者，一月後百病悉除，行及奔馬，補益延年，能食，眼明輕健，不復疲乏。

### 華佗曼應圓神方[12]

本方功用甚大，百疾可治。如遇結胸，油漿水下七丸。未動再服。和殢食症，水下三丸。水氣通身腫，茯苓湯下五丸。噎嗝，丁香湯下三丸。因積成勞，鱉甲湯下二丸。腹中一切痛，醋湯下七丸。小腸疝癖，茴香湯下三丸。大小便不通，蜜湯下五丸。心痛，茱萸湯下五丸。卒死，以小便下七丸。白痢，乾薑湯下一丸。赤痢，甘草湯下一丸。胃冷吐食，丁香湯下二丸。

甘遂三兩、芫花三兩、大戟二兩、巴豆二兩去皮、乾漆二兩、皂角七挺去皮、大黃三兩煨、三棱三兩、蓬莪朮二兩、檳榔一兩、木通一兩、當歸五兩、雷丸一兩、黑牽牛五兩、桑白皮二兩、五靈脂二兩、硇砂三兩、訶子一兩（麵裏熟，去麵）、澤瀉二兩、梔子仁二兩。

上藥各細剉成末，入米醋二升，浸三日，入銀石器中，慢火熬令醋盡，焙乾，再炒黃黑色，存性，入下藥：

木香、肉桂、陳皮去白、丁香、青皮去皮、肉豆蔻、黃耆、白朮、沒藥、附子泡裂去皮臍、以上各一兩，芍藥、川芎、白牽牛炒、天南星水煮，鱉甲（裂浸醋炙令黃），熟地

黃、酒浸一宿，牡丹皮、赤茯苓、芸薹子炒、乾薑（炮裂去皮）、以上各二兩，上同為末，與前藥相合，醋糊丸，綠豆大。修合時須在淨室中，運以至誠方驗。（靜山按：此方見《中藏經》卷下）

### 華佗交藤丸神方[13]

本劑功能駐顏長算，祛百疾。

何首烏即交藤根赤白者佳用一斤、茯苓五兩、牛膝二兩、末之蜜為丸，酒下三十丸，忌食豬羊血。（此方亦見於《中藏經》卷下）

### 華佗補心丹神方

專治因驚失心，或因思慮過當，心氣不寧，狂言妄語，叫呼奔走。

朱砂一分、雄黃一分二物併研、白附子一錢為末、拌勻以豬心血為丸如梧子大，更則以朱砂為衣，每服二丸。臨臥用人參菖蒲湯下。常服一丸，能安魂魄，補心氣，鎮神靈。

### 華佗明目丹神方[14]

專治傳屍虛癆，肌瘦面黃，嘔吐，咳嗽不定。

雄黃五錢、兔糞二兩、天靈蓋一兩炙、鱉甲一分、木香五錢、輕粉一分，上為末，酒一大升，大黃五錢，熬膏入前藥為丸彈子大，朱砂為衣。用時先燒安息香令煙盡，吸之不嗽，非傳屍也，不可用此藥。若煙入口咳而不能禁止，乃傳屍也，宜用此藥，五更初服，勿使人知，以童子小便同酒共一盞化為丸服之。

### 華佗醉仙丹神方[15]

治五官虛氣，風寒暑濕之邪，蓄積在中，久而不散，

致偏枯不遂，麻木不仁。

麻黃一兩水煮焙乾為末、天南星七個炮、黑附子三個炮、地龍七條去土、先將麻黃末入酒一升熬成膏，入餘藥為丸，如彈子大，每日食後及臨臥時用酒化一兩，服下汗出即效。

### 華佗五勝散神方

治四時傷寒冒風，身熱頭痛，昏倦寒痰，咳嗽及中滿，傷寒三日以前，服無不效。

甘草、石膏、白朮、五味子各一兩，乾薑三分炮、上同為細末，每服以藥二錢加水一盞，入生薑兩片，棗子一個，同煎至七分，去滓溫服。中滿以鹽煎，傷風頭痛加荊芥煎。

### 華佗蓽撥散神方

治牙痛極神驗。

草蓽撥、木鱉子去殼，先研木鱉子令細，後入蓽撥同研令勻，隨左右鼻內嗤之，每用一豆許。

### 華佗絳雪丹神方

治喉閉極神效。

硇砂、白礬各一大塊如皂大，馬牙硝一分，消石四兩，黃丹五錢，新巴豆六個，用粗磁小碗一個，先煨令熱，下前四藥，次下黃丹，次下巴豆，須將巴豆先打破，逐個旋下，候焰盡又下一個，入蛇蛻一條，自然燒化，以砂礬成汁，候冷結硬，研成細末。每用少許，以筆管吹在患處。。

### 華佗碧雪丹神方

治口瘡及咽喉腫痛，即含化。

焰硝二兩、生甘草二兩、青黛五錢、僵蠶五錢，上為細末，取黃牛膽汁和之令勻，裝入膽囊內，懸當風處，臘月合，過百日中用。

### 華佗白龍散神方

治風毒赤爛眼眶倒睫。冷熱淚不止。

白鱔粉一兩、銅綠一錢，上藥各先研成細末，再相合研勻，每用半錢，百沸湯化開，以手指洗眼。

### 華佗皂角散神方

治五種腸風瀉血，下痢，糞前有血號外痔，糞後有血號內痔，大腸不收號脫肛，穀道四面有努肉如乳頭號舉痔，頭上有孔號漏痔，並皆治之。

黃牛角一個剉細、蛇蛻一條、皂角五個剉細、穿山甲（原漏）。

上四藥用入瓷瓶內，黃泥封固。候乾，先以小火燒令煙出，後用大火煨令通紅為度。取出攤冷，研成末。患者先以胡桃肉一個，分做四份，取一份於臨臥時研細如糊，溫酒送服，即睡。先引蟲出，至五更時再用溫酒調下藥末二錢，至唇時更進一服，取下惡物，永除根本。

# 卷　四

# 華佗內科秘傳

### 華佗治傷寒初起神方

傷寒始得一日，在皮當摩膏，火灸即癒。若不解者，至二日在膚可法針，服解肌散發汗，汗出即癒。若不解者，至三日在肌復發汗則癒。若不解者，止勿復發汗也。至四日在胸宜服藜蘆丸微吐則癒。若更困，藜蘆丸不能吐者，服小豆瓜蒂散吐之則癒。視病尚未醒者，復一法針之。五日在腹，六日入胃，入胃則可下也。又傷寒初起時，用柴胡、白芍、茯苓、甘草、桂枝、麻黃各一錢，當歸二錢，陳皮五分，水煎服極效。

### 華佗治傷寒不汗神方

凡患傷寒，一日至三日不汗者，宜用葛根半斤、烏梅十四枚、蔥白一握、豉一升（綿裹）、以水九升煮取三升，分為三服。初一服便厚覆取汗，汗出粉之。

### 華佗治傷寒譫語神方

用大黃四兩、厚朴二兩（炙）、枳實三枚（炙），以水四升煮取一升二合，去滓分溫再服。若一服得利，譫語止，勿服之也。

## 華佗治傷寒發狂神方

凡傷寒熱極發狂，驚悸恍惚。可急用石膏二錢、黃連一錢為末，煎甘草水冷服，有效。

## 華佗治傷寒結胸神方

傷寒結胸者，謂熱毒氣結聚於心胸也。此由病發於陽而早下[1]熱氣乘虛而痞結不散也。按之痛，寸脈浮，關脈沉是也。可用蜀大黃半斤、葶藶子半升（熬）、杏仁半升（去皮尖熬令赤黑色）、芒硝半升，上四味搗篩二味，杏仁合芒硝研如泥，和散合劑，丸如彈子大，每服一丸，用甘遂末一錢匕、白蜜一兩，水二升同煮取一升，溫頓服之，一宿乃自下。如不下，更服取下為要。或用栝樓一枚（捶碎），入甘草一錢，同煎服之，極神效。

## 華佗治傷寒發斑神方

傷寒內發斑，身熱心如火，口渴呼水，氣喘舌燥，是為陽火焚於胃口，宜用大劑寒涼撲滅之。方用元參三兩，黃芩一兩，麥冬三兩，升麻二錢，防風、天花粉、青黛、生甘草各三錢，生地一兩，桑白皮五錢，蘇葉一錢。一劑即消大半，二劑痊癒。

按此方雖傳自神仙，惟升麻用至二錢，餘藥亦用至數兩，用者大宜斟酌，不可泥古。

孫思邈注

## 華佗治傷寒發黃神方

用麻黃一握（去節，綿裹）、陳酒五升、煮取半升，頓服，取小汗。春月可用水煎。

## 華佗治傷寒中風神方

丹砂一二銖，蜀椒、蜀漆、乾薑、細辛、黃芩、防

己、桂心、茯苓、人參、沙參、桔梗、女萎、烏頭各十八
銖，雄黃二十四銖，吳茱萸三十銖，麻黃、代赭各二兩
半。

　　上十八味，下篩，酒服方寸匕，日三次。覆令汗出。
### 華佗治傷寒吐血神方
　　青柏葉三兩、乾薑二兩、艾三把，以水五升，煮取一
升，去滓。別絞取新出馬通汁一升，相和合煎，取一升，
綿濾之，溫分再服。馬通汁，是馬屎汁也。
### 華佗治傷寒下血神方
　　用釜灶下黃焦土半升（棉裹）、甘草三兩（炙）、乾地
黃三兩、白朮三兩、附子三兩（炮研）、阿膠三兩（炙）、
黃芩三兩，先以水八升煮六味，取三升，去滓。內膠令
烊，分三服。忌海藻、菘菜、蕪荑、豬肉、雀肉、桃、李
等。
### 華佗治傷寒衄血神方
　　衄者鼻出血也。此由五臟熱結所為，方用左顧牡蠣十
分（熬）石膏五分、將二味搗末，酒服方寸匕，日三四。亦
可蜜丸如梧子大，酒服十五丸。
### 華佗治傷寒煩渴神方
　　知母六兩、石膏一斤、粳米六合、人參三兩、甘草二
兩，先以水一斗二升，煮米熟，去米納諸藥，煮取六升。
去滓溫服一升，日三。忌海藻、菘菜。
### 華佗治傷寒食積神方
　　黃芩、大黃各五兩，梔子仁十六枚，黃連五兩（去
毛），豉一升（熬），甘遂三兩，麻黃五兩（去節），芒硝二
兩，巴豆一百枚（去皮及心熬研），上九味搗篩，白蜜和丸如

梧子，服三丸，以吐下為度。若不吐利，加二丸。

### 華佗治傷寒咳嗽神方

知母二兩，貝母、乾葛、芍藥各三兩，石膏四兩，黃芩三兩，杏仁一兩（去皮尖及雙仁），梔子仁三兩，上八味切，以水七升，煮取二升五合，去滓，分為三服。如人行八九里，再服。忌蒜、麵七日。

### 華佗治傷寒目翳神方

秦皮、升麻、黃連各一兩，用水四升，煮取二升半，冷之，分用三合。仰眼以綿繞箸頭，取湯以滴眼中，如屋漏狀，盡三合止。須臾復，日五六遍乃佳。忌豬肉、冷水。

### 華佗治傷寒口瘡神方

升麻、炙甘草各一兩，竹葉五分，麥門冬三分去心，牡丹一分，乾棗二十枚，上六味以水四升，煮取一升半，去滓分五服，含稍稍咽之為度。忌海藻、菘菜、胡荽等。

### 華佗治傷寒肢痛神方

煮馬屎與羊屎汁漬之，日三度，或以豬膏和羊屎塗之亦佳。（靜山按：塗家畜屎治病，民間用之多驗。）

### 華佗治傷寒虛羸神方

本症為其人血氣先虛，復為虛邪所中，其後經發汗吐下後，熱邪始散，真氣尚少，五臟猶虛，谷神未復。故其候為虛羸少氣，氣逆並嘔吐。方用石膏一斤、竹葉一把、人參二兩、半夏一升、生薑四兩、炙甘草二兩，上藥以水一斗二升，煮取六升，去滓。內粳米一升，米熟去米飲一升，日三服。忌海藻、菘菜、羊肉、餳。（靜山按：此即仲景《傷寒論》竹葉石膏湯。）

### 華佗治傷寒不眠神方

本病為陽獨盛陰偏虛之症。其候為不得眠，反覆顛倒，心內苦痛懊憹。方用肥梔子十四枚、香豉四合綿裹，以水四升，先煮梔子取二升半，去滓內豉，更煮取一升半，去豉分溫再服。得吐止服。（靜山按：此即仲景梔子豉湯。）

### 華佗治傷寒小便不利神方

用滑石二兩、葶藶子一合（熬），二物以水二升，煮取七合，去滓頓服之。

### 華佗治傷寒下痢神方

傷寒腹中微痛，下痢不止，方用秦皮三兩、黃連四兩、白頭翁二兩、阿膠三兩，先以前三味入水八升，煮取二升，去滓內膠令烊，適寒溫，先食飲七合，日二服。忌豬肉，冷水。（靜山按：仲景白頭翁湯無阿膠，黃連的分量也不同。）

### 華佗治傷寒頭痛神方

乾薑、防風、沙參、細辛、白朮、人參、蜀椒、茯苓、麻黃、黃芩、代赭、桔梗、吳茱萸各一兩，附子一枚，上為末，先食，酒服一錢匕，日三。

### 華佗治傷寒喉痛神方

此為下部脈不至，陰陽隔絕，邪客於足少陰之經，毒氣上薰，故喉咽不利，或痛而生瘡。方用半夏、炙甘草、桂心三味等份，各搗篩畢，更合搗之，以白湯飲服方寸匕，日三服。

### 華佗治傷寒舌出神方

以梅花片腦半分為末，搽之即收。（靜山按：此方甚

奇。）

### 華佗治傷寒氣喘神方

以紫蘇一把，水煮，稍稍飲之，其喘立止。或以防己、人參，等份為末，桑白皮煎水服二錢。（靜山按：此方簡而效。）

### 華佗治傷寒便秘神方

大黃、厚朴（炙）各三兩，枳實六片（炙），以水五升，煮取二升。體強者服一升，羸者服七合。（靜山按：此即仲景小承氣湯也。）

### 華佗治傷寒呃逆神方

蓽澄茄、高良薑各等份為末，每服二錢，水六分，煎十沸，入醋少許服之。

### 華佗治傷寒嘔噦神方

橘皮、炙甘草各一兩，人參二兩，生薑四兩，以水六升，煮取二升，去滓，分三服。忌海藻、菘菜。

### 華佗治傷寒厥逆神方

其症為面青，四肢厥冷，腹痛身冷。用大附子二枚，炮製去皮臍，為末。每服三錢，薑汁半盞送下，以臍下如火暖為度。（靜山按：華佗方多簡，此方可稱獨附湯。）

### 華佗治傷寒搐搦神方

本症為汗後覆蓋不密，致腰背及四肢搐搦。用牛蒡根十條加麻黃、牛膝、天南星各六錢（剉細），再入陳酒一碗，於盆內同研，以新布絞汁，以炭火燒藥至黑色，取出研細。每服一錢，溫酒下，日凡三服。

### 華佗治傷寒脇痛神方

本症為心下痞滿，痛引兩脇。以芫花、甘遂、大戟等

分為末，加大棗十枚，水一碗半，煎取八分，去滓。身強者服一錢，弱者五分。宜平旦。（靜山按：此仲景之十棗湯也。）

### 華佗治傷寒血結神方

胸膈脹滿，痛不可近。用海蛤、滑石、甘草各一兩，芒硝五錢，共為末，每服二錢，雞子白調下。（靜山按：此華佗所創緩下法，甚妙。）

### 華佗治傷寒腹脹神方

桔梗、半夏、陳皮各三錢，薑五片，水二碗煎服。

### 華佗治傷寒中寒神方

生附子一兩去皮臍（炮）、乾薑一兩，每服三錢，水二碗，煎取一碗，溫服。

### 華佗治陰症傷寒神方

陰症傷寒，即夾色傷寒，俗名夾陰傷寒。先因欲事，後感寒邪，陽衰陰盛，六脈沉伏，小腹絞痛，四肢逆冷；男子腎囊或女子乳頭內縮，或手足彎曲紫黑，黑甚則牙緊氣絕，宜急下人參、乾薑各一兩，生附子一枚剖為八片，水二碗半，煎取一碗，頓服。須與自脈出而身溫矣。（靜山按：此方後世稱爲參附湯，乃出自此書。）

### 華佗治傷寒陰陽易神方

本症為男女傷寒病，新瘥未平復，與之交接而得病者。其在男子病新瘥未平復，而婦人與之交接得病者，名陽易。婦人病新瘥未平復，而男子與之交接得病者，名陰易。其狀身重，小腹裏急，或引陰中拘攣，熱上沖胸，頭重不能舉，眼內生眵，四肢拘急，不速治多死。

婦人陽易方：宜用乾薑四兩搗末，湯和一方寸匕，頓

服溫，[2]覆汗出得解。男子陰易，宜用薤一大握，猳鼠糞十四枚，以水五升，煮取二升，盡飲之，溫臥汗出便癒。又男子陰易，可取女人中裩（ㄎㄨㄣ，袴子），近隱處燒之，取其灰為散，服方寸匕，日三，小便即利，陰頭微腫。此為癒矣。若女人病，可取男子裩如前法，酒水服。（靜山按：傷寒陰陽易，只用燒裩散。華佗更有別法。）

### 華佗治傷寒勞復神方

本症為傷寒病新差，津液未復，血氣尚虛，若勞動早，更復成病，故云復也。宜用鼠屎二十一枚、香豉一升、梔七枚、大黃三兩，以水五升，煎取二升七合，分三服，微取汗。數試異驗。（靜山按：頗似仲景治勞復之梔子豉湯，而有所不同。）

### 華佗治傷寒食復神方

本症為傷寒病新差，脾胃尚虛，穀氣未復，若食豬肉、腸、血、肥魚及油脂物，必大下利，醫所不能治，必至於死。若食餅餌，粢黍，飴脯，膾炙，棗，栗諸果物，堅實之物，胃氣虛弱，不能消化，必更結熱。適以藥下之，則胃氣虛冷，大利難禁。不下必死，下之又復危險，不可不慎。

宜用豉五合、炙甘草、桂心各二兩，大黃四兩，芒硝半斤，以水六升，煮取二升，去滓，先食，適寒溫飲一升，日再。忌海藻、菘菜、生蔥等物。（靜山按：華佗敘述勞復、食復均較仲景為詳。）

### 華佗治傷寒百合病神方

百合病者，謂無經絡百脈，一宗悉致病也。皆因傷寒虛勞，大病之後，不平復，變成斯病也。其狀如欲食復不

能食，欲臥不得臥，欲出行而復不能出行，如有寒復加無寒，如有熱復如無熱，諸藥不能療，得藥則劇而吐利，行持坐臥，似有神靈式憑。治法以百合為主，而佐以知母者，為治已經發汗後，更發之法。

　　方用百合七枚，知母三兩，先用泉水洗漬百合一宿，去其水。更以泉水二升煮取一升，去滓。次以水二升煮知母得一升，與百合汁和，復煮取一升半，分二次服。若已經下後，更發者，則如前法。浸煮百合七枚外，可更以滑石三兩，代赭一兩，用水二升，煮取一升，和百合汁復煮，得一升半，如前法服之。

　　又百合病已經吐後更發者，亦如前法，先浸煮百合七枚，乃以雞子黃納汁中，攪勻分再服。又若百合病始，不經發汗，吐，下，其病如初者，可仍如前法，先浸煮百合，次以生地黃汁一升，與百合汁相和，再煮取一升半，溫分再服。一服中病可，勿更服，大便當出惡沫。（靜山按：與《金匱‧百合病》文不同而實相似。華佗、仲景為同時人，其醫術皆繼承古訓，故法相近。）

### 華佗治中風神方

　　凡卒中風欲死，身體緩急，口目不正，舌強不能語，奄奄忽忽，神情悶亂，宜急用麻黃、防己、人參、黃芩、桂心、白芍藥、甘草、川芎、杏仁各一兩，防風一兩半，附子一枚，生薑五兩，先以水一斗二升，煮麻黃三沸，去沫，乃納諸藥，煮取三升，分三次服，極效。

### 華佗治中風口噤神方

　　淡竹瀝一斗，防風、葛根、菊花、細辛、芍藥、白朮、當歸、桂心、通草、防己、人參、炙甘草、炮附子、

茯苓、玄參各一兩，秦艽、生薑各二兩，楓寄生三兩，以淡竹瀝煮諸藥，得四升，分四次服之。忌海藻、菘菜、豬肉、生菜、生蔥、醋、桃、李、雀肉等物。

### 華佗治中風口喎神方

取葦筒長五寸，以一端刺耳孔中，四面以面密塞，勿令洩氣。一端內大豆一顆，並艾燒之令燃，灸七壯即瘥。患右灸左，患左灸右。（靜山按：面癱久治不癒者頗多，此法可以試之。）

### 華佗治中風失音神方

羌活十分，炙甘草、人參各二分，荊瀝、竹瀝、生地黃汁各二升，大附子一枚（炮），以諸藥納三汁中，煎取一升六合，去滓分二次服。

未瘥，四五日更進一劑，取微利。忌麵、海藻、菘菜、豬肉、冷水、蕪荑、魚、蒜、黏食。（靜山按：華佗用藥，膽大心細如「未瘥，四五日更進一劑」。尤重視服藥忌口，其他書少見。）

### 華佗治中風不語神方

取人乳汁半合，以著美酒半升中合攪，分為再服。

### 華佗治中風舌強神方

雄黃、荊芥穗，等份為末，豆淋酒服二錢。（靜山按：華佗多奇方，可試用，安全無害。）（豆淋酒，炒黑豆酒淬。見《中國醫學大辭典》1367頁。）

### 華佗治中風痰厥神方

生川烏頭、生附子各半兩（並去皮臍），生南星一兩，生木香二錢半，每服五錢，生薑十片，水煎一盞，溫服。（靜山按：此《局方》三生飲，或為後世所知。）

### 華佗治中風痰壅神方

將旋覆花洗淨，焙乾為末，蜜為丸大如梧子，臥時茶下五丸，至七丸或十丸。

### 華佗治中風氣厥神方

治法略同於中風痰厥，可略為加減。

### 華佗治中風發熱神方

大戟、苦參各四兩，用白醋漿一斗，煮沸洗之。（靜山按：外用方，尤妙。）

### 華佗治中風掣痛神方

凡身中有掣痛不仁不隨處者，取乾艾葉一糾許，丸之，內瓦甑下，塞餘孔，唯留一目。以痛處著甑目下，燒艾以薰之，一時間癒矣。（靜山按：此灸法之一種，後世多有效之者。）

### 華佗治中風腹痛神方

取鹽半斤，熬令盡，著口中飲熱湯二升，得便、吐癒。（靜山按：燒鹽方極效，《千金》云：「凡病宜吐，大勝用藥。」華佗早用之矣。）

### 華佗治中風角弓反張神方

雞屎二升、大豆一升、防風三兩，以水三升，先煮防風取三合汁，內豆、雞屎二味，熬之令黃赤色，用酒二升淋之，去滓。然後用防風汁和，分為再服，相去如人行六七里，衣覆取汗，忌風。

### 華佗治中風口眼喎斜神方

皂角末、陳醋調塗口上。右喎塗右，左喎塗左，俟乾即換，數次即癒。或以生烏頭，青礬，嗜鼻亦效。（靜山按：陳醋敷口喎甚效，民間今尚用之。）

### 華佗治中風頸項直硬神方

此肝腎受風寒所致也。將宣木瓜去瓤，入乳香、沒藥於其中，以線縛定，飯鍋上蒸三四次，研成膏，入生地黃汁，熱酒沖服。

### 華佗治中風手足不遂神方

白朮、地骨皮、荊實各五升，菊花三升，以水三石，煮取一石五斗，去滓，澄清取汁。釀米二石，用麴如常法，以酒熟隨量飲之，常取半醉，勿令至吐。

### 華佗治中風半身不遂神方

獨活四兩，桂心五兩，生葛根八兩，炙甘草、防風、當歸各二兩，芍藥、附子各一兩（炮），半夏一兩（洗），上藥以水一斗，煮取三升，分為三服，日三。大驗。忌海藻、菘菜、生蔥、豬肉、羊肉、餳。

### 華佗治五癲神方

癲病有五：一曰陽癲，發時如死人，遺溺，有頃乃解。二曰陰癲，坐初生小時臍瘡未癒，數洗浴，因此得之。三曰風癲，發時眼目相引，牽縱反急強，羊鳴，食頃方解，由熱作汗出當風，因以房室過度，醉飲飽滿行事，令心氣逼迫，短氣脈悸得之。四曰濕癲，眉頭痛，身重，坐熱沐發，濕結腦，汗未止得之。五曰馬癲，發時反目口噤，手足相引，身皆熱，坐小時風氣腦熱不和得之。下方任何癲症，俱可用之。方用銅青雄黃、空青、東門上雞頭水銀各一兩，豬苓、茯苓、人參、白芷、石長生、白斂、白薇各二兩，卷柏、烏扇各半兩，硫黃一兩半，上為末，以青牛膽和，著銅器中，於甑中五斗大豆上蒸之。藥成丸如麻子，每服三十丸。日二，夜一。

　　按：此方首尾多金石之品，宜於西北。若大江以南，水土柔弱，症多虛弱，不宜用此，恒有以烏蠍，六君，鹿茸，八味收功者，未可執此概論也。

孫思邈注

　　（靜山按：北方相傳有風引湯為散，治癇風多效，中多金石之品，思邈言之頗切。）

### 華佗治風癲神方

　　凡風癲失性，卒然倒地，吐涎沫，遺糞便，人事不知者，用下方治之。鴟頭一枚（炙），蕘蓩子、鉛丹、虎掌、烏頭、栝樓根各三分，甘遂、大戟（炙）、天雄（炮）、蜀椒各二分，白朮一分，鐵精、藺茹各一兩，上共為末，蜜丸大如梧子，酒下二丸，日三。

　　忌桃、李、雀肉、豬肉、冷水。

### 華佗治羊癲瘋神方

　　卒然仆地，不省人事，口吐白沫，聲如羊鳴，可用鉛丹二兩熬成屑，真珠、雄黃、雌黃、水銀各一兩，丹砂半兩各研末，和以蜜。又搗三萬杵，乃為丸，如胡豆大。先食服三丸，日再。

### 華佗治發狂神方

　　發狂為一種熱病，登高而歌，見水而入，嬉笑怒罵，不絕於口。舌生芒刺，面目火腫。治法宜用石膏半斤，玄參一斤，白芥子、半夏各三兩，知母、甘草、人參各一兩，麥冬五兩，竹葉數十片，先用糯米半斤，煮湯得半鍋，去米入前藥煎之，得數碗。患者索水時，即與之。飲後必睡，急用玄參一斤、麥冬半斤、煎湯，俟醒時呼飲即與之，服後又睡。醒時仍將前渣煎湯與之。後用熟地三

兩、麥冬三兩、元參六兩、山茱萸一兩、水煎三碗，與
之，一劑即癒。

### 華佗治癡呆神方

此病患者，常抑鬱不舒，有由憤怒而成者，有由羞恚
而成者。方用人參、柴胡、當歸、半夏、生棗仁、菖蒲各
一兩，茯苓三兩，白芍四兩，甘草、天南星、神麴、鬱金
各五錢，附子一錢，水十碗，煎取一碗，強飲之。少頃困
倦欲睡，任其自醒即癒。

### 華佗治花癲神方

此病多發於女子，緣肝木枯槁，內火燔盛所致。宜平
肝散鬱祛邪之劑。方用：柴胡五錢、芍藥一兩、當歸五
錢、炒梔子三錢、甘草一錢、茯神三錢、菖蒲一錢、麥冬
五錢、元參三錢、白芥子五錢，水煎服，飲後即臥，臥後
醒時即癒。

### 華佗治牛馬癲神方

牛馬癲病發時，作牛馬之聲，以大人居其多半，宜健
胃祛痰之劑。方用：白朮五兩，人參三兩，甘草、生南
星、半夏各一兩，陳皮一錢，附子一錢，共為末，蜜為
丸。須於病未發前服之，服後永不再發。患羊癲者，亦可
先用此方治之。（靜山按：此方有效，書中無每次服用
量，宜 10～15 克。）

### 華佗治五邪神方

凡中邪者，多由心神怯弱，外邪乘之，遂致痰迷心
竅，一時卒倒，患者精神錯亂，心悸跳動，妄言譫語，似
有鬼神憑之。宜安神開竅，導熱壯元之劑。方用：茯神、
茯苓、菖蒲、人參各三兩，小紅豆四合，以水一斗，煮取

二升半，分三服。

### 華佗治屍厥神方

用人參一兩，白朮、半夏、茯苓各五錢，菖蒲一錢，陳皮五分，水煎服。

### 華佗治見鬼卒倒神方

凡人偶遊神廟之內，在棺槨之旁，偶迫屍氣，感中陰邪鬼魅，易致此症。宜先以瓜蒂、小紅豆各一兩，研末，更以香豉一合，熱湯七合，煮成稀糜，去滓取汁，和前藥溫頓服之，俟快吐乃止。後用白朮一兩，茯苓五錢，白薇二錢，陳皮五分，半夏一錢，神麴、炮薑各一錢，水煎服。（靜山按：由於病人心氣虛，並無所謂陰邪鬼魅。）

### 華佗治男女風邪神方

凡男女偶中風邪，男夢見女，女夢見男，夢中交歡，日久成勞，悲愁憂恚，喜怒無常，日漸羸瘦，連年累月，深久難療。或半月，或數月一發。宜散肝風，去痰濕。方用：桑寄生三兩，白朮、茵芋各二兩，桂心、天雄、菖蒲、細辛、茜根、附子、乾薑各一兩，共搗為末，用酒服下方寸匕，日三。

修合時勿令婦人、雞犬及病者家人知見，令邪氣不去，禁之為驗。（靜山按：修合時，清潔即可，所言避忌，可靈活用之。唯心之論，不必盡信。時代所然，古書多有此說。）

### 華佗治中賊風神方

賊風者，謂冬至之日，有疾風從南方來者。人若中之，則五臟四肢及心胸腰背等處痛不可忍，至能傷害於人，故名賊風。宜以桂心、防風、黃芩、乾薑、山茱萸、

秦艽、甘草各三兩，用水五升，煮取一升半，分再服，以
癒為止。忌海藻、菘菜、生蔥。（靜山按：風可使人病，
不必冬至之日，何日皆可得之。）

### 華佗治歷節風神方

患此者，歷節疼痛，不可忍，屈伸不得。由飲酒，腠
理汗出當風所致。亦有血氣虛，受風邪而得之者。宜用獨
活、羌活、松節等份，用酒煮，空心服。（靜山按：此方
對風濕症有效。）

### 華佗治白虎風神方

日夜走注，百節如齧。以陳醋五升煎數沸，切蔥白三
升，煎一沸，濾出，以布蘸汁，趁熱裹之。（靜山按：設
想甚奇，外治熱敷法，多效。）

### 華佗治鬼箭風神方

患者頭頂肩背，手足腰肢等處，筋骨疼痛不安。用鯪
鯉甲一錢（炒黃），澤蘭葉三錢，酒煎服。

### 華佗治骨軟風神方

患者腰膝痛，不能行，且遍身瘙癢。可用：何首烏、
牛膝各一斤，以酒一升，浸七日取出曝乾，搗為末，棗肉
和丸如梧子大，每服三五十丸，空心酒下。

### 華佗治鶴膝風神方

此病初起時膝下酸痛，漸至膝蓋膨脹，股筋憔瘦。其
病原為腎虛虧。可用：新鮮白芷，酒煮成膏，每日以膏二
錢，陳酒送服。再用以塗患處，至消乃止。（靜山按：鶴
膝風，膝腫大，如仙鶴，故名。此方甚妙，內外兼治。）

### 華佗治鵝掌風神方

手掌白皮，堅硬乾燥，層層蛻皮，血肉外露，或痛或

癢，久則難癒。用鴿屎及白雄雞屎炒研，煎水洗之，忌入口。（靜山按：此症極爲痛苦，頗少效方，當試用之。）

### 華佗治雞爪風神方

發時手指拘攣，拳縮如雞爪，故名。急於左右膝蓋骨下兩旁鬼眼穴中，各灸三壯，立癒。（靜山按：即膝眼穴，灸之有效。其穴近陽陵泉，「筋會陽陵」當效。）

### 華佗治大麻風神方

本症由水枯火盛、乘天地肅殺之氣所致，形雖見於皮膚，毒實積於臟腑。其候先麻木不仁，次發紅斑，再次浮腫，破爛無膿，再久之則濕熱生蟲，攻蛀臟腑，往往眉落，目損，唇裂[3]，聲嘶，耳鳴，足底穿，指節脫落，鼻梁崩塌。治法先以麻黃、蘇葉各半斤，防風、荊芥各四兩，煎湯一桶，沐浴浸洗，換新衣。然後以生漆、松香各半斤和勻，盛瓦盆內，入大螃蟹七隻。小者倍之，以盆一半埋入土內，日則曬之，用柳枝攪擾。夜則覆之。閱二十一日而成水，再以雄黃半斤，蛇蛻七條，川烏、草烏（俱以薑汁浸泡）、人參、天麻各二兩，共研為末，以蟹漆汁為丸，於洗浴後服之。

每服三錢，陳酒送下。再飲至醉，覆被取汗，汗乾後去衣，於隙地焚之，更換新衣。至午再服三錢，陳酒下，至醉。再用夏枯草蒸鋪席下臥之，不取汗。次日仍如前行之，並焚去舊衣，舊草。如是七日，其病盡出，如豆如瘡。再服七日，痂脫而癒。終身忌螃蟹、犬肉。（靜山按：此方頗奇，願各麻瘋院試之。）

### 華佗治大癘風神方

凌霄花五錢、地龍（焙）、僵蠶（炒）、全蠍（炒）各七

個，共為末，每服二錢，溫酒下。先以藥湯浴身，次乃服藥，俟出臭汗為度。

### 華佗治走游風神方

風菱殼燒灰研細，香油調敷，極效。

### 華佗治繡球風神方

茄一枝，連根葉煎湯薰洗，凡七日而脫殼，極靈效。（靜山按：華佗多單方，奇方。）

### 華佗治瘑瘍風神方

石硫黃三兩，硇砂、生附子各二兩，雄黃一兩，共搗成末，以苦酒和如泥，塗瘍處，乾即更塗，以差為度。

### 華佗治白癜風神方

苦參三斤，露蜂房（炙）、松脂、附子（炮）、防風各三兩，梔子仁五兩，烏蛇脯六兩（炙），木蘭皮；共搗為末，一服一匕，陳酒下。外用附子、天雄、烏頭各三兩、防風二兩、以豚脂煎膏塗之。

### 華佗治白駁風神方

多生於頸項及頭面上，侵淫漸長，狀類癬而無瘡。治法先洗拭鮫上，以竹篦刮之，使磣痛，拭乾後以乾鰻鱺魚脂塗之，輕者一次即癒，重者不逾三次。（靜山按：或謂「治法先洗拭鮫上」，鮫乃駁字之排誤。）

### 華佗治各種癱瘓神方

癱瘓謂四肢不得動彈，頑痺不仁，筋骨攣縮也。治法須視其得疾之原因而異：如因中風而致癱瘓者，宜用鯪鯉甲、川烏頭（炮）、紅海蛤各二兩為末，每用半兩，搗蔥白為汁，和成泥餅，徑約寸許，隨左右貼腳心，縛定。以腳浸熱湯盆中，待身麻汗出即去藥。半月行一次，自能除

根。如因風濕而成癩瘓者。

　　宜用：鳳仙花、柏子仁、朴硝、木瓜煎湯洗浴，每日二三次。因熱風而起癩瘓者，可用羌活二斤、構子一升為末，酒服一匕，日三。因暑濕而成癩瘓者，用自然銅燒紅，酒浸一宿，川烏頭、五靈脂、蒼朮各一兩、當歸二錢、酒浸後乾研為末，酒糊丸梧子大，服七丸，酒下，覺四肢麻木始止。（靜山按：構子，即蒲公英的種子，結實如球，作放線狀裂開，種子乘風飛散，頗難收取。用蒲公英亦可。）

### 華佗治腎囊風神方

　　用鱉甲、蛇床子、白芷等分研末，以香油調敷極效。

### 華佗治霍亂吐痢神方

　　霍亂者，由溫涼不調，陰陽清濁二氣，有相干亂之時。其亂在於腸胃之間者，因遇飲食而變，發則心腹絞痛。其有先心痛則先吐，先腹痛者則先痢，心腹俱痛，則吐痢兼發。謂之霍亂者，言其病揮霍之間，便致撩亂也。宜急用：半夏、人參各三兩，附子（炮）、乾薑（炮）各四兩，桔梗二兩，共搗為末，為丸如梧子，以苦酒下二丸。不差復服。

　　如霍亂已死，上屋喚魂，又以諸治皆至，而猶不瘥者，可捧病人俯之，[4] 伸臂對以繩度兩頭肘尖頭，依繩下夾背脊下骨穴中，去脊各一寸，灸之百壯。不治者，可灸肘椎。已試數百人，皆灸畢即起坐。（靜山按：肘椎為華佗發明的經外奇穴，取法：俯臥，以繩量兩肘尖，當脊中是一穴，兩旁各開一寸共三穴。）

### 華佗治霍亂轉筋神方

轉筋者,由冷氣入於筋故也。凡霍亂大吐痢之後,陰陽俱虛,則手足逆冷,而榮衛不理,冷搏於筋,則筋為之轉。急用:吳茱萸一升,甘草(炙)、乾薑(炮)各二兩,蓼子一把,亂髮一兩(燒),桂心二兩,以水七升,煮取二升三合,去滓分溫三服。服則相去如人行六七里。[5]並灸蹶心,當拇指大聚筋上六七壯,名湧泉。又灸足大趾下約紋中一壯,神驗。[6](靜山按:蹶心即足心湧泉穴也。)

### 華佗治霍亂乾嘔神方

乾嘔者,謂欲嘔而無出也。用厚朴二兩(炙)、生薑、枳實(炙)各三兩,以水六升,煮取二升,分三服。並灸手腕後三寸兩筋間,左右各七壯,名間使。若正厥嘔絕,灸之便通。

### 華佗治霍亂腹痛神方

人參、乾薑(炮)、甘草(炙)、白朮各三兩,當歸、芍藥各二兩,以水三升,去滓,溫服一升,日三。(靜山按:方中多有「日三」,即一日服三次,依次類推。)

### 華佗治霍亂四逆神方

霍亂大吐大下後,其腸胃俱虛,乃至汗出,其脈欲絕,手足皆冷者,名為四逆。宜急用:吳茱萸、細辛、通草、甘草(炙)、葛根各二兩,當歸、桂心、芍藥各三兩,生薑八兩,以水六升,酒六升,合煮取三升,分四服。並灸兩足內踝上一尖骨是也。兩足各七壯,不癒加數,名三陰交,在內踝尖上三寸是也。

### 華佗治霍亂煩躁神方

其症為霍亂吐下之後,煩躁而不得安臥。用蔥白二十

莖，大棗二十枚，以水二升半，煮取一升，去滓頓服之。

### 華佗治霍亂煩渴神方

本症因大吐之後，上焦虛氣不調，氣乘於心，則煩悶也。大利之後，則津液竭，津液竭則臟燥，[7]臟燥則渴也。可用木瓜一枚，以水四升，煮取二升，渴則即令飲之。根莖亦可用之。（靜山按：「津液竭」即脫水也，於此可見華佗之學術思想。）

### 華佗治乾霍亂神方

凡霍亂多吐利，若上不得吐，下不得利，腹痛欲死者，名乾霍亂。宜用：鹽一匕，熬令色黃，和童溺一碗，溫服之。俟能吐即癒。（靜山按：吐法燒鹽方，先將鐵鍋燒紅，然後將食鹽放入，反覆攪拌，即以取出開水沏入，飲下探吐，有效。）

### 華佗治絞腸痧神方

用馬糞一兩炒黑，入黃土一撮，微炒，以陳酒熱服五錢。一劑即痛去如失。（靜山按：此方簡易而效。瀋陽老醫生劉耕堯在農村時，善用畜糞治病，甚效。）

### 華佗治噤口痧神方

患者寂無聲息。宜先用瓷匕漬於熱水與香油汁中，在背心自上而下刮之，始輕後重，俟刮至痧點起塊乃止。再用烏藥、青皮、陳皮、山楂、紫朴五味，等份溫服。（靜山按：刮痧法爲民間所慣用，可救危急於頃刻。華佗爲民間醫生，遺留良方甚多。）

### 華佗治羊毛痧神方

患者腹脹痛，延及背心或腰胯，如有芒刺。可用燒酒壇頭泥土，研之極細，和燒酒作輥擦痛處，即有細羊毛黏

於其上。（靜山按：羊毛痧，一般用挑法，挑出肌肉纖維，頗似羊毛，故有此名。華佗之法，減少挑時之痛苦，更妙。）

### 華佗治瘟痧神方

患者滿身脹痛，面色黯然，各部皆現黑斑。是為毒在臟腑，以致氣滯血凝。方用：蘇木、延胡索、五靈脂、天仙子、蘿蔔子各一兩；三棱、莪朮、薑黃、陳皮、檳榔、枳實、厚朴各七錢；烏藥五錢，香附四錢，沉香、降香各三錢；阿魏二錢，搗細末為丸如綠豆大，每服十五丸，砂仁湯下。

### 華佗治斑痧神方

患者頭眩眼花，噁心嘔吐，身有紫斑，痧在肉內。治法先如治噤口痧法，次以天花粉、丹皮、薄荷、地骨皮、山梔、玄參、細辛七味，等份兼服。（靜山按：南方多痧症，北方少見。「等份」即所用各藥的分量均相等，例如此七味，均用 10 克，即可生效。「兼服」即刮痧更兼服此藥。）

### 華佗治各種痧症神方

初起時多半腹痛，亦有並不痛，只覺昏沉脹悶者。切忌服薑，急用南蛇藤煎水沖酒服之。（南蛇藤，即石南藤。李時珍說：「白花蛇喜食其葉。」華佗早知之矣，可見華佗知識之淵博。）

### 華佗治夏季中暑神方

人參一兩，青蒿二兩，香薷三錢，白朮五錢，水煎服極有效。如中暑發狂，氣喘，汗如雨下。宜急用：人參、石膏各四兩，黃連三錢，水煎服，一劑而神定，二劑而汗

止。若中暑猝倒心痛欲死者，宜用青蒿一兩，黃連、人參、白朮各三錢，茯神、藿香各五錢，香薷、半夏各一錢，水煎服，一劑而痛即止。又如中暑忽倒，口吐白沫，將欲發狂，身如火燒，紫斑爛然者，多不可救。宜急用玄參、麥冬各三兩，天冬、青蒿各一兩，升麻、荊芥、黃連、黃芩各三錢，水煎服。一劑而斑色變淡，三劑而斑色褪盡矣。（靜山按：古時處方，不用兩、錢計之。此方為後世人所修改。《中藏經》亦有兩、錢計算之方，趙松雪手錄兩種本，亦未辨之。）

### 華佗治核子瘟神方

生石膏一兩，玄參、野菊花、金銀花、連翹、丹皮各四錢，薄荷、射干、貝母各二錢，甘草一錢，清水煎服，至癒而止。（靜山按：此方清熱解毒，即換成今之劑量，不以古量折算，亦甚合適。）

### 華佗治大頭瘟神方

延胡索一錢五分，皂角、川芎各一錢，藜蘆五分，躑躅花二錢五分，共為末，用紙捻蘸藥，探入鼻中，取嚏即癒。無嚏者難治。（靜山按：無毒藥則內服，劇毒藥則外用取嚏，均皆精當。）

### 華佗治蝦蟆瘟神方

患者面赤項腫，狀似蝦蟆，故名。即用青蛙搗汁水調，空心頓服，極效。（靜山按：今之蟾蜍酒治癌，即癩蝦蟆所製。青蛙體內無蟾酥，故可作食用、藥用。陳嘉謨《本草蒙筌》亦云治蝦蟆瘟病。）

### 華佗治肺熱瘟神方

西牛黃一分（吞），當門子二厘（吞），老梅冰片一分

（吞），大黃、芒硝各五錢，犀牛角一錢（磨），服之。
（靜山按：此方勝過牛黃安宮丸。）

### 華佗辟疫酒神方

大黃十五銖，白朮、桂心各十八銖，桔梗、蜀椒各十五銖，烏頭六銖，菝葜（爲百合科菝葜之根，可解毒。產江浙等處）十二銖、上搗末，盛絳袋中，以十二月晦日中懸沉井中，令至泥。正月朔旦平曉出藥，置酒中煎數沸，於東向戶中飲之。一人飲，一家無疫；一家飲，一里無疫。（靜山按：「一人飲，一家無疫；一家飲，一里無疫。」所言誇大無稽，但其方有辟疫之功，必須飲藥之人，方可免疫。）

### 華佗辟瘟丹神方

雄黃、雌黃、曾青、鬼臼、真珠、丹砂、虎頭骨、桔梗、白朮、女青、虅芎、白芷、鬼督郵、蕪荑、鬼箭羽、藜蘆、菖蒲、皂莢各一兩，上十八味末之，蜜丸如彈子大，絹袋。男左女右帶之，卒中惡病及時疫，吞如梧子一丸，燒彈大一丸戶內，極效。

### 華佗治水穀痢神方

人參、地榆、厚朴（炙）、乾薑、烏梅（熬）各六分，白朮、當歸各五分，赤石脂、龍骨七分，熟艾、甘草各四分，黃連十分，上共搗為末，實為丸如梧子大，米飲汁下二十丸，日三服。

### 華佗治水痢神方

茯苓、白龍骨、訶梨勒皮、黃連、酸石榴皮各八分，上搗篩為末，蜜丸如梧子大，空心服三十丸，日再服，瘥止。

### 華佗治冷痢神方

冷痢者由腸胃虛弱，受於寒氣，腸虛則泄，故為冷痢。凡痢色青，色白，色黑皆為冷也。診其脈沉則生，浮則死。方用黃連二兩，甘草（炙）、附子（炮）、阿膠（炙）各半兩，水三升煮取一升半，分二次服之。

### 華佗治白滯痢神方

白滯痢者，為腸虛而冷氣客之，搏於腸間，津液凝滯成白者。宜用赤石脂八兩，乾薑、龍骨、當歸各三兩，附子（炮）、牡蠣（熬）各二兩，芍藥、甘草（炙）各一兩，人參一兩半，白朮一升，先以水一斗二升，煮白朮取九升，納藥煮取三升，分為三服。膿者加厚朴三兩，嘔者加橘皮二兩。

### 華佗治冷熱痢神方

冷熱痢者，其痢乍黃乍白，由腸胃虛弱，宿有寒而為客熱所傷，冷熱相乘而致。方用：香豉一升、白朮六兩、薤白一升、升麻二兩，以水七升，煮取二升半，分為三服。

### 華佗治熱毒痢神方

苦參、橘皮、獨活、阿膠（炙）、藍青、黃連、鬼箭羽、黃柏、甘草，各等份搗末，蜜烊膠為丸如梧子，水下十丸，日三。又或以生犀角、酸石榴皮、枳實，末之。每服二三寸匕，日再。

### 華佗治赤痢神方

香淡豉半升、黃連一升，先以水一升半，浸豉一日，濾取汁，碎黃連薄綿囊豉汁中煎取強半升，空腹頓服，即止。

### 華佗治久痢神方

久患赤痢，連年不瘥。以地榆、鼠尾草各一兩，用水二升，煮取一升，分為二服。如不瘥，取屋塵水盡去滓，服一升，日二服。

### 華佗治赤白痢神方

凡痢皆由榮衛不足，腸胃虛弱，冷熱之氣，乘虛入於腸間，腸虛則泄，故為痢也。熱乘於血，血滲腸內，則為赤痢。冷氣搏於腸間，津液凝滯，則為白痢。冷熱相交，則赤白相雜。宜用：鹿茸二分、石榴皮二兩、乾薑二分、棗核中仁七枚、赤地利一兩（燒灰），上共搗為散，先食飲服方寸匕，日三，夜一。若下數者，可五六服。（靜山按：赤地利，《圖經》名山蕎麥。《綱目》名赤薜荔。主治赤白冷熱諸痢，癰毒惡瘡。）

### 華佗治五色痢神方

酸石榴皮五個，蓮子搗汁二升。每服五合，神效。

### 華佗治休息痢神方

腸胃虛弱，易為冷熱所乘，其邪氣或動或靜，故其痢乍發乍止。治宜用黃連、龍骨如雞子大一枚、阿膠如掌大（炙）、熟艾一把，上四味，水五升，煮三物取二升，去滓，乃納膠烊之，分再服。

### 華佗治噤口痢神方

用木鱉子六枚，去殼取淨仁研泥。分作二份，用面燒餅一枚，切作兩半。以半餅作一竅，內藥其中，趁熱敷患者臍。約炊許，再換其半。痢止即思食。

### 華佗治瘧疾神方

常山、甘草（炙）、大黃、桂心各四分，上四味末之，

蜜為丸，如兔屎。每欲發，服六丸，飲下之。欲服藥，先進少熱粥良。

### 華佗治溫瘧神方

凡瘧疾先寒而後熱者曰寒瘧，因先傷於寒而後傷於風也。若先傷於風而後傷於寒，則先熱而後寒，名曰溫瘧。方用：知母六兩、石膏一斤、甘草二兩（炙）、粳米六合，上四味，以水一斗二升，煮取米爛，去滓，加桂心三兩，煎取三升，分溫三服。覆令汗，先寒發熱，汗出者癒。

### 華佗治山瘴瘧神方

本症生於嶺南，帶山瘴之氣也。重於傷暑之瘧。治用：蜀漆、知母、升麻、百薇、地骨皮、麥門冬各五分，烏梅肉、鱉甲（炙）、葳蕤各四分，石膏八分，甘草三分（炙），常山六分，豆豉一合（熬），搗為末，蜜和丸如梧子大，飲下十丸，日再服。加至二十丸。此方用無不瘥。

### 華佗治間日瘧神方

用大黃三分，常山、甘草（炙）各一分半，三味以水三升，煮取一升，去滓，更以水二升煮滓取一升，未發服醨（音ㄌㄧˊ，稀薄），醨是後煮者，相次服醇（音ㄔㄨㄣˊ，濃厚。），醇是前煮者。瘥。

### 華佗治三日瘧神方

陳香櫞一枚，去頂皮，入研細明雄黃，同納火中煨之，取出研極細。每服七分，乾咽下，不用水。

### 華佗治三陰瘧神方

凡瘧過正午而發者，謂之三陰瘧。用花椒二錢五分，朱砂一錢二分五厘，麝香、冰片各三分，共末之，分摻二膏藥，一貼背脊第三胸椎肺俞穴，一貼當胸極效。（靜山

按：凡瘧用發泡藥貼之皆效。而華佗發明爲最早。）

### 華佗治勞瘧神方

瘧積久不癒，則表裏俱虛，客邪未散，真氣不復，故疾雖暫閑，少勞便發，謂之勞瘧。用鱉甲（炙）、蜀漆、知母各二兩，常山三兩，烏賊魚骨、附子、蜀椒各一兩，上七味以酒三斗漬一宿，平旦服一合，稍稍加至二合，日三四服。

### 華佗治久瘧神方

龍骨一兩、常山三兩、大黃二兩、附子二分（炮），共末之，以雞子黃丸如梧子大。先發、臨發各飲服五丸，無不斷。忌生蔥、生菜、豬肉等。

### 華佗治水腫神方

葶藶子（炒黑）、甘遂各一兩，吳茱萸四兩，上三味別搗，異下篩，和以蜜，丸如梧子，服五丸。

### 華佗治風水神方

風水者，由腎脾氣虛弱所爲，腎勞則虛，虛則汗出，汗出逢風，風氣內入，還客於腎，脾虛又不能制於水，故水散溢皮膚，又與風濕相搏，故云風水也。其候全身浮腫如裹水之狀。方用：木防己、白朮各四兩，黃耆五兩，生薑三兩，甘草二兩（炙），大棗十二枚，上六味以水六升煮取二升，分三服。喘者加麻黃，身重胃中不和者加芍藥，氣上沖者加桂心，下久寒者加細辛、防己、黃耆爲本。服藥欲解，當如蟲行皮中狀，從腰以下冷如冰。服湯後坐被上，又以一被繞腰溫下令得汗，汗出則癒。

### 華佗治水通身腫神方

麻子五升、商陸一斤、防風三兩、附子一兩（炮）、小

紅豆三升、先搗麻子令熟，以水三斗煮麻子，取一斗三升，去滓納藥，及豆合煮取四升，去滓食豆飲汁，日再。

### 華佗治水氣腫臌脹神方

葶藶子七兩（熬），甘遂五兩，茯苓、椒目各三兩，吳茱萸二兩，上搗末，蜜和丸，如梧子大，以飲服五丸，日三服。不知稍加丸，以利為度。

### 華佗治病後浮腫神方

選家鶩（音ㄨ丶，鴨子）之年久者三隻，加厚朴蒸食之，極有效，惟體虛者勿服。

### 華佗治水臌神方

水臌者，謂滿身皆水，按之如泥者是。不急治則水蓄於四肢，不得從膀胱出，變為死症，而不可治。

方用：牽牛、甘遂各二錢、肉桂三分、車前子一兩，水煎服，一劑而水流升餘，二劑即癒，斷不可予三劑。病後宜以參朮之品補脾，更須忌食鹽。

### 華佗治氣臌神方

氣臌者，乃氣虛作腫，症一如水臌之狀，第按之皮肉，則不如泥耳。先起於足面，漸及於上身與頭面。治法宜健脾行氣，附以利水之劑，與治水臌法大異。

方用：白朮、薏仁、茯苓各一兩，人參、山藥、車前子、神麴、萊服子各一錢，枳殼五分，甘草、肉桂各一分，水煎服，日服一劑，十劑覺氣漸舒，三十劑而痊癒。亦禁忌食鹽，須於三月後用之，犯則不救。

### 華佗治蟲臌神方

患者小腹微痛，四肢浮脹，面紅而帶黑，狀如蟲蝕，眼下無臥蠶微腫之形，是為本症之候。治宜殺蟲，蟲去則

臌脹自消。

方用：雷丸、神麴、茯苓、白礬各三錢，車前子五錢，當歸、鱉甲、醋炙地栗粉各一兩，一劑即下蟲無數，二劑而蟲盡。癒後仍須補脾，以防再發。

### 華佗治血臌神方

本症之原因，或由傾跌後血瘀不散，或因鬱憂而血結不行，遂致腹中結成血臌，倘不明症治之法，而妄用治水治氣之法治之，其患匪小。法宜消瘀蕩穢：用水蛭炒末三錢、雷丸、紅花、枳實、白芍、牛膝各三錢，桃仁四十粒（去皮尖搗碎），當歸二兩，水煎服，一劑即下血斗餘，再劑即血盡而癒。癒後宜用補氣血之劑調理之，否則恐成乾枯之症。

### 華佗治腳氣初發神方

腳氣病皆由感風毒所致，凡濕冷之地，久立與久坐，皆能使熱濕與冷濕之氣入於經絡。始從足起，漸及小腹，甚乃上攻心胸。

若不急治，遂至殺人。宜於其初發時，即以胡麻葉搗蒸薄裹，日二易即消。若冬月取蒴藋（烏頭苗）根切搗，和糟三分，根一分，合蒸令熱，裹如前法，效。（靜山按：「糟三分，根一分」，即 3：1 之義。）

### 華佗治腳氣沖心神方

凡遇腳氣攻心，腹脹氣急則死。急用吳茱萸三升、木瓜二合、檳榔二十顆、竹葉二升，上四味以水一斗，煮取三升，分三服，得快利急瘥。

忌生菜、熟麵、蕎麥、蒜等物。外以麋薌一石，納釜中，煮取濃汁，去滓，內椒目一斗，更煎十餘沸，漬腳三

兩度，如冷溫漬洗，瘥止。

### 華佗治腳氣腫滿神方

大豆二升，以水一斗，煮取五升，去豆。桑根白皮一握、檳榔二十七枚、茯苓二兩。將上三藥，以前豆汁漬經宿，煮取二升，去滓，添酒二合，納藥中，隨多少，服之，忌醋物。

### 華佗治腳氣心腹脹急神方

本症繇（古書同由）風濕熱毒，從腳上入於內，與臟氣相搏，結聚不散，故心腹脹急。治宜下氣消脹。用昆布八兩，射干四兩，羚羊角、橘皮各三兩，茯苓、乾薑各一兩，蓽撥、吳茱萸、大黃各六分，杏仁五分（去皮尖），搗末，蜜和為丸如梧子，飲服十五丸，利多，服七丸，以意消息，不能食者加白朮六分，麴末十分。氣發服已，前丸得定，如不定作檳榔皮湯壓之，忌醋物。

### 華佗治腳氣痹攣神方

腳氣病有挾風毒者，則風毒搏於筋，筋為之攣。風濕乘於血，則痹，故令痹攣也。下方專治風虛氣滿，腳疼冷痹攣弱，不能行。用石斛、丹參各五兩，側子、秦艽、杜仲、山茱萸、牛膝各四兩，桂心、乾薑、羌活、芎藭、橘皮、椒、黃耆、白前、茵芋、當歸各三兩，防風二兩，薏苡仁一升，五加皮五兩，鐘乳八兩，上二十一味，以絹袋盛之，漬清酒四斗內三日。初服三合，日再。稍稍加之，以知為度。忌豬肉、冷水、生蔥。

### 華佗治老人腳氣神方

以豬胃一具，洗淨細切，水洗布絞乾，和蒜、椒、醬、醋五味常食之。

### 華佗治諸黃症神方

諸黃病者，謂一身盡疼，發熱面色潤黃，此由寒濕在表，則熱畜於脾胃，腠理不開，瘀熱與宿穀相搏，鬱蒸不得消，則大小便不通，故身體面目皆變黃色。其類別有黃疸、黑疸、赤疸、白疸、穀疸、馬黃等。宜用：瓜蒂二七枚，小紅豆二七枚、秫米二七粒，共搗為散，取如大豆粒吹鼻中。

### 華佗治急黃神方

脾胃有熱，穀氣鬱蒸，因為熱毒所加，故卒然發黃，心滿氣喘，發於頃刻，故云急黃。有得病即身體面目發黃者，有其初不知，直至死後而身面現黃者。其候得病時，但發熱心戰者是急黃也。治用：小紅豆、丁香、黍米、瓜蒂各二七枚，麝香、薰陸香等份（研），青布二方寸（燒為灰）、搗為散，飲服一錢匕，則下黃水，其黃即定。忌生冷、熱麵、黏食、陳糗等。（靜山按：糗ㄑㄧㄡˇ：炒熟的米麥、乾糧等。）

### 華佗治黃疸神方

患者身體面目爪甲及小便皆黃，由飲酒過度所致。方用：茵陳、柴胡各四兩，升麻、黃芩、大黃各三兩，龍膽草二兩，以水九升，煮取三升，分三服。若身體羸，去大黃加梔子仁五六兩，生地黃一升。

### 華佗治陰黃神方

患者身面色黃，頭痛而不發熱，其病原為陽氣狀，陰氣盛，熱毒乘之所致。

治宜用：茵陳四兩，白鮮皮、黃芩、芍藥、青木香、柴胡、枳實（炙）、黃連、土瓜根、大青各三分，栝樓、梔

子各四分，紫雪八分，大黃十分，上十四味搗篩為散，煮
茅根飲待冷，平旦空腹，以茅根飲服五錢匕，一服少間，
當一兩行微利，利後煮稀蔥豉粥食之，利多以意漸減，常
取微泄，利通一兩行為度，瘥止。

### 華佗治酒疸神方

患者身目發黃，心中懊痛，足脛滿，小便黃，面發赤
斑。其原為虛勞之人，飲酒多，進穀少，脈浮者先吐之，
沉弦者先下之。方用：梔子五枚、枳實五枚、香豉一升、
大黃一兩　以水六升，煮取二升，去滓溫服，七合，日三
服。

### 華佗治穀疸神方

患者每於食畢後，頭眩心忪，怫鬱不安而發。其原為
失饑大食，胃氣沖薰所致。可用：茵陳四兩，以水一斗，
煮取六升，再用其汁，煎大黃二兩，梔子七枚，得二升，
分為三服。黃從小便去，病出立癒。

### 華佗治勞疸神方

勞疸者，謂因勞而得也，方用：苦參三兩、龍膽草二
兩、梔子仁三七枚，合搗末，豬膽和為丸如梧子，一服五
丸，日三四服，以飲汁下之。

### 華佗治女疸神方

患者身目皆黃，發熱惡寒，少腹滿急，小便困難，其
原因為大勞大熱而房室，房室畢入水所致也。治用：硝
石、枯礬二味，搗為末，以大麥粥汁和服方寸匕，日三。
覆被取汗，病隨大小便去。

### 華佗治黑疸神方

此症為患黃疸，酒疸，女疸，勞疸，積久而變成者。

患者身體盡黃，額上反黑，足下熱大便黑者是也。治用：小紅豆三十枚、茯苓六銖、瓜蒂四銖、雄黃二銖、甘草半兩（炙）、女萎四銖、上六味，先以水三升煮小紅豆、茯苓，取八合汁。搗後四藥為散，取前汁調半錢匕，適寒溫服之。須臾當吐，吐則癒。（靜山按：原作「須臾當癒」，疑爲吐字之誤。）

### 華佗治五蒸神方

蒸者係附骨熱毒之氣，皆為死之端漸。約舉其類，有五蒸焉：一曰骨蒸，其根在腎。二曰脈蒸，其根在心。三曰皮蒸，其根在肺。四曰肉蒸，其根在脾。五曰內蒸，其根在五臟六腑之中。解治之法用：石膏五兩，茯苓、乾地黃各三兩，人參、黃芩各二兩，葛根三兩，知母二兩，甘草一兩（炙），竹葉二把，粳米一合。上以水九升，煮取二升半，分為三服。

### 華佗治骨蒸神方

凡男子因五勞七傷，或緣肺壅瘴瘧之後，宿患痃癖。婦人因產後虛勞，漏汗寒熱；或為月閉不通，因茲漸漸瘦損，初著盜汗，後則寒熱往來，漸增欬嗽，面色蒼白，兩頰有時亦如胭脂。此病不治者多。宜急用：青蒿苗（六月六日採）知母、黃連、大黃、梔子仁、栝樓、常山、葳蕤各八分，苦參皮十二分，甘草（炙），蜀漆（洗）各五分，共搗末，蜜丸和如梧子，飲服五丸，漸加至十五丸，日再，以知為度。

### 華佗治瘦病神方

凡虛勞之人，精髓枯竭，血氣虛弱，不能充盛饑膚，故羸瘦也。且其候多腳手酸疼，口乾壯熱。方用：獺肝六

分（炙）、天靈蓋（燒）、生犀角屑、前胡、升麻各四分，松脂、甘草（炙）各五分，枳實四分（炙），搗篩蜜和丸如梧子，空腹以小便浸豉汁下二十丸，日再。（靜山按：天靈蓋，今人無用之者。或以豬、羊骨代之。）

### 華佗治傳屍病神方

此病多由臨屍哭泣，屍氣入腹，連綿或五年三年，微勞即發，不除其根，禍堪滅門。方用獺肝一具（破乾炙），鱉甲（炙）、野狸頭（炙）各一枚，澤防己一兩半，蜀漆（洗）、麥門冬（去心）、甘草（炙）各一兩，共搗篩以羊腎脂二分合蜜一分，烊和為丸如梧子，服十丸，加至十五丸，日再。以飲下之。其藥合和訖，一分著頭邊，一分懸門額上，一分繫臂上。先服頭邊，次服臂上，次服門上者，大驗。忌海藻、菘菜、莧菜。

### 華佗治飛屍神方

飛屍者發無由，忽然而至，若飛走之急疾，故云。其候心腹刺痛，氣息喘急脹滿，上沖心胸。

治用：細辛、天雄（炮）、莽草各一分，真珠、雄黃各二分，桂心三分，附子（炮）、乾薑、烏頭（炮）各四分，共搗散服五分匕。不知稍增，用陳酒下。忌豬肉、冷水、生蔥、生菜。

### 華佗治遁屍神方

遁屍者，言其停遁在人肌肉血脈之間。有觸即發，久而不消，故名。其候略同飛屍。

治用：鸛骨三寸（炙），羚羊鼻二枚（炙令焦），蜥蜴一枚（炙），斑蝥十四枚（去翅足熬），芫菁二十枚（去翅足熬），雞屎白三兩（熬），藜蘆（去蘆頭熬令黃）、乾薑各一

兩，巴豆五枚（去心皮熬令黑），麝香二分，上搗末蜜和丸如小豆，空腹以飲服三丸，日二服。稍加至六七丸，以知為度。至吐利乃止。

### 華佗治鬼魅精魅神方（存目）
### 華佗治鬼神交通神方（存目）
### 華佗治盜汗神方

盜汗者因睡眠而身體流汗也。此由陽虛所致，久不已，令人羸瘠枯瘦，心氣不足，亡津液故也。方用：麻黃根、牡蠣（碎之綿裹）各三兩，黃耆、人參各二兩，枸杞根、白皮、龍骨各四兩，大棗七枚，以水六升，煮取二升五合，去滓分溫六服。如人行八九里久，中間任食，一日令盡。禁蒜等物。

### 華佗治不眠神方

睡前以燈芯草一根，煎湯。

### 華佗治咳嗽神方

紫菀五錢、五味子一兩、桂心二兩、麻黃四兩去節、杏仁七十枚（去皮尖碎之）、乾薑四兩、甘草二兩（炙），上藥以水九升，煎取二升半，去滓，溫服七合，日三。

### 華佗治五嗽神方

五嗽者謂上氣嗽、飲嗽、燥嗽、冷嗽、邪嗽等是也。方用：皂莢（炙）、乾薑、桂心等份。末之，蜜和如梧子，服三丸，酒飲俱可，日三。忌蔥。

### 華佗治新久咳神方

款冬花、乾薑、芫花根各二兩，五味子、紫菀各三兩，先以水煮三味，取三升半，去滓納芫花、乾薑加白蜜三升，合投湯中，令調於銅器中，微火煎如飴，可一升

半，服棗核大含之，日三服。曾數用甚良。忌蒜、麵、腥、
膩。（靜山按：此方對老年慢性氣管炎，可試用之。）

### 華佗治積年久咳神方

香豉四分（熬），杏仁二分（去尖皮），紫菀、桂心各三
分，甘草八分（炙），乾薑二分，細辛三分，吳茱萸二分，
上為末，蜜和丸如梧子，服四丸，日三。不知增之，能含
嚼咽汁亦佳。（靜山按：此方治老年慢性氣管炎之虛寒型
可用之。）

### 華佗治熱咳神方

杏仁四十枚（去皮尖兩仁炒研），柴胡四兩，紫蘇子一
升，橘皮一兩，上以水一斗煮三升，分三服。（兩仁即一
核中有雙仁者去之。宋以前杏仁、桃仁皆作杏人、桃人。
故此書經多次修訂矣。）

### 華佗治冷咳神方

芫花、乾薑各二兩，白蜜二升，先以前二味為散，納
蜜中攪令和，微火煎令如糜，服如棗核一枚，日三夜一。
欲瘳者多服。

### 華佗治乾咳神方

用熟栝樓搗汁，入蜜加白礬熬膏，含化。極效。

### 華佗治咳嗽有痰神方

芫花二兩、煮汁去滓，和飴糖熬膏，每服棗許，神
效。

### 華佗治咳嗽膿血神方

人參二分、瓜蒂三分、杜蘅五分，搗末，平旦空服，
以熱湯服方寸匕。當吐痰水惡汁一二升，吐已復煮白粥
食，痰水未盡，停三日更進一劑。

### 華佗治老年咳嗽神方

杏仁（去皮尖），核桃肉各等份，蜜丸彈子大，每服一丸，細嚼薑蕩下。

### 華佗治肺熱兼咳神方

生地黃汁、生麥門冬各三升，生薑汁一合，酥、白蜜各二合，先煎地黃、麥門冬、薑汁，三分可減一分，納酥蜜煎如稀餳，納貝母末八分，紫菀末四分，攪令調。一服一匙，日二夜一。

### 華佗治肺熱咳痰神方

半夏、栝樓各一兩，為末，薑汁丸如梧子大，每服二三十丸，熱湯下。

### 華佗治喘嗽神方

蒲頹葉焙，碾為細末，米飲調服，二錢取瘥。

### 華佗治氣喘神方

杏仁、桃仁各半兩（去皮尖炒研），水調生麵，和丸如梧子大，每服十丸，薑蜜湯下，微利為度。

### 華佗治痰喘神方

半夏二錢、甘草（炙）、皂角各一錢五分，生薑一錢，水煎服，至瘥乃止。

### 華佗治氣喘上逆神方

本症人多以為氣盛有餘，不知實為氣虛不足，稍有錯誤，去生便遠。

宜用：人參一兩，牛膝三錢，熟地黃、麥冬各五錢，生茱萸四錢，枸杞子、北五味各一錢，核桃三枚，生薑五片，水煎服。（「去生便遠」，疑有錯訛。靜山按：氣喘上逆，有虛有實，辨證施治，自無差錯。）

**華佗治風痰神方**

知母、貝母各一兩，為末，每服一錢，用薑三片，兩面蘸末，細嚼咽下，即臥，其嗽立止。

**華佗治氣痰神方**

南星麴、半夏麴、陳橘皮各一兩，三味搗篩，薑汁和丸如梧子，每服四十丸，薑湯下。

**華佗治痰哮神方**

海帶四兩，漬透煎汁，調飴糖服，有效。

**華佗治哮喘神方**

白鳳仙花一棵，連根葉搗汁，與燒酒等量相和，曝日候溫，以手蘸汁拍膏肓穴，初覺微冷，旋熱旋辣，繼而微痛，乃止。以巾拭乾，毋令感風。續行數日，輕者當瘉。（靜山按：此方奇妙，在於以藥從膏肓穴拍之，頗可試用。）

**華佗治喘急神方**

桔梗一兩，搗為散，用童子小便半升，煎取四合，去滓溫服。

**華佗治年深氣喘神方**

雞卵略敲損，浸童便中三四日，煮食良。

**華佗治肺痿咳嗽神方**

生天門冬（搗取汁）、陳酒各一升，飴糖一斤，紫菀四合。共置銅器中，於湯上煎，可丸服如杏仁一丸，日三。忌鯉魚。

**華佗治肺痿喘嗽神方**

用防己末二錢，漿水一錢，煎七分細呷。

### 華佗治肺脹上氣神方

患者肺脹氣急，咳嗽喘粗，眠臥不得，勢極沉重，氣似欲絕。宜用：紫菀六分、甘草八分（炙）、檳榔七枚、茯苓八分、葶藶子三合（炒）、以水六升，煮兩升半，去滓，分三服，以快利為度。

### 華佗治肺癰咳唾神方

胸中滿而振塞，脈數咽乾不渴，時出濁唾腥臭，久久吐膿，如粳米者，是為肺癰之候。治用：桔梗、貝母各三分，巴豆一分（去皮心熬研作脂）搗篩，強人飲服斗錢匕，羸人減之。若病在膈上者必吐，膈下者必利，若利不止，飲冷水一杯則定。忌豬肉、蘆筍等。（靜山按：桔梗載藥上行，貝母引藥下走。故在膈上者必吐，膈下者必利也。妙哉！）

### 華佗治肺虛咳嗽神方

木鱉子、款冬花各一兩，同為末，每用三錢焚之，吸其煙，良久吐涎，以茶潤喉，五六次即癒。（靜山按：今之噴霧薰法，1700年前已有煙薰之法。此書諸方法，頗多奇想。）

### 華佗治久嗽喘急神方

知母五錢，杏仁五錢（薑水泡去尖隔紙炒之），以水一碗半，煎取一碗，食後溫服。次以萊菔子、杏仁等份為末，糊丸，每服五十丸，薑湯下。

### 華佗治咳嗽唾血神方

鐘乳五兩，牡蠣（熬）、桂心各六兩，射干、桃仁（去皮尖）、貝母、橘皮、百部根、五味子各三兩，生薑六兩，白石英、半夏各五兩，款冬花、甘草（炙）、厚朴（炙）各

二兩，羊肺一具，先以水二斗三升煮羊肺，取一斗，去肺納藥，取三升，分四服，日三夜一。忌羊肉。（靜山按：臟器療法，華佗早用之矣。）

### 華佗治肺癰咯血神方

薏苡仁三合（搗爛），水二大碗，煎取一碗，入酒少許，分二次服之。

### 華佗治肺痿咯血神方

防己、葶藶子等份為散。[8] 每服一錢，米飲湯下。

### 華佗治肺損咯血神方

香附一錢為末，米飲湯下，日二服。

### 華佗治痰中帶血神方

款冬花、百合等份為末，蜜為丸如彈丸大，臨睡嚼一丸，薑湯下。

### 華佗治積熱吐血神方

馬勃研末，砂糖和丸，如彈子大。每服半丸，冷水送下。

### 華佗治勞心吐血神方

蓮心七枚，糯米半兩，共為末，陳酒下。

### 華佗治心痛神方

吳茱萸、乾薑各一兩半，桂心、人參、橘皮、蜀椒、甘草（炙）、黃芩、當歸各一兩，白朮一兩，附子一兩半（炮），搗篩為散，蜜丸如梧子，每服五丸。日三服，稍加至十二丸。（靜山按：此方適用於虛寒作痛。）

### 華佗治九種心痛神方

九種心痛者，一蟲心痛，二注心痛，三氣心痛，四悸心痛，五食心痛，六飲心痛，七冷心痛，八熱心痛，九去

來心痛，下方悉主之。用：附子（炮）、巴豆仁（去心皮熬）、人參、生狼毒（炙令極香）、吳茱萸、乾薑各一兩，搗末，蜜和丸，如梧子。空腹服三丸，弱者二丸，一日一服。

### 華佗治諸蟲心痛神方

鶴蝨、當歸、桔梗、芍藥、橘皮各八分，檳榔十分，人參、桂心各六分，搗篩為散，空腹煮薑棗服方寸匕，漸加至二匕。

### 華佗治卒心痛神方

苦參、龍膽、升麻各二兩，梔子仁三兩，用苦酒五升，煮取一升。分二服，當大吐乃瘥。

### 華佗治心背徹痛神方

烏頭（炮去皮）、赤石脂、乾薑各二分，附子（炮去皮）、蜀椒各一分，為末，蜜和丸，如麻子。先食服三丸，少少加之。（靜山按：心背徹痛，多屬十二指腸球部潰瘍，此方亦效。）

### 華佗治久心痛神方

雷丸、鶴蝨、貫眾、狼牙、桂心、當歸各八分，搗為散，空腹煮蜜水半雞子許，服方寸匕，日二服。若重不過三服，則瘥。

### 華佗治腹痛神方

當歸三兩，甘草二兩（炙），人參、大黃各一兩，芍藥八分，乾薑六分，吳茱萸五分，桂心三分，以水六升，煮取三升，去渣溫服一升，日三。

### 華佗治肝胃氣痛神方

香附子五兩（炒）、烏藥二兩（炮）共研細末，水醋煮

蒸餅和丸梧子大，每服二三錢，白湯下。

### 華佗治心腹俱痛神方

凡心腹俱脹痛，短氣欲死，或已絕，取下方服立效。梔子十四枚，豉七合，先以水二升煮豉，取一升二合，去滓，納梔子，更煎八合，又去滓。服半升，不瘥者盡服之。（靜山按：此即仲景梔子豉湯，治陽明腹滿頗效。）

### 華佗治腰痛神方

桑寄生、獨活、桂心各四兩，黑狗脊、杜仲各五兩，附子（炮），芍藥、石斛、牛膝、白朮、人參各三兩，甘草二兩（炙），芎藭一兩，以水一斗，煮取三升，分三服。

### 華佗治腎虛腰痛神方

丹皮（去心）二分，萆薢、白朮各三分，為散，以酒服方寸匕。亦可做湯服之。

### 華佗治虛寒腰痛神方

糯米炒熱袋盛之，熨痛處。納用八角茴香研末，酒服下。

### 華佗治風濕腰痛神方

麻黃（去節）、甘草（炙）各二兩，獨活、防風、桂心、栝樓、乾葛各三兩，芍藥四兩，乾地黃五兩，生薑六兩，以水八升，酒二升，煎取三升，分三服。不瘥重作。

### 華佗治背熱如火神方

用生附子研末，水調敷兩足心，立效。

### 華佗治胸脅痛神方

訶黎勒四顆（炮去核），人參二分，搗末，以牛乳二分煮三四沸，頓服之。分為二服亦得。

### 華佗治脇肋痛神方

脇下偏痛發熱，其脈緊弦，此寒也。當以溫藥下之。方用：大黃三兩、細辛二兩、附子三枚（炮），以水五升，煮取二升，分三服。若強盛人煮取三升半，分為三服。服則如人行四五里，進一服。

### 華佗治諸疝初起神方

鮮地骨皮、生薑各四兩，搗成泥，絹包囊上，雖極癢宜忍之。並以連蒂老絲瓜燒存性，研末，每服三錢，熱酒下。重者不過二三服，即癒。

### 華佗治熱疝神方

痛處如火，溲赤便艱，口乾畏熱，此熱疝也。以芙蓉葉、黃蘗各三錢為末，木鱉子磨醋調塗囊上，極效。

### 華佗治寒疝神方

繞臍苦痛，發時則自汗出，[9]手足厥冷，脈沉弦，此寒疝也。

治用：大烏頭十五枚、白蜜二斤，先以水三升煮烏頭，取二升，去烏頭，納蜜煎令水氣盡，得二升。強人服七合，弱人五合。一服不癒。明日更服。日止一服，不可再也。（靜山按：此《金匱》大烏頭煎也，治寒疝腹痛。其分量不同，當臨症斟酌之。）

### 華佗治心疝神方

病發時心部似被錐刀所刺，或四肢逆冷，或唇口變青。其原由陰氣積於內，寒氣不散，上沖於心，遂致心痛，故名心疝。治用：芍藥、桔梗、細辛、蜀椒、桂心、乾薑各三分，附子一分（炮），上末之，蜜和丸如梧子。服七丸，以酒下，日二服。

### 華佗治癩疝神方

本症發生時，陰囊腫縋，如升如斗，不癢不痛。得之地氣卑濕所生，故江淮之間，湫溏之處，多感此矣。治用：香附二錢為末，海藻一錢煎酒，空心調下，並食海藻。

### 華佗治狐疝神方

狐疝者，其狀如瓦，臥則入小腹，行立則出腹入囊中。狐晝出穴而溺，夜入穴而不溺，此疝出入上下往來，正與狐類，故名。方用：杜仲五錢（搗汁），以涼水浇之取汁一碗，加人參一兩，肉桂、桂枝、小茴香、核桃各一錢，水煎取，一服伸出，二服即消，三服痊癒。

### 華佗治橫樑疝神方

此疝小腹有塊，直沖心胸，婦人患之居多，最難醫治。方用：補骨脂一斤，黑胡麻二兩，拌炒，去胡麻取補骨脂研末，以酒為丸。服三錢，沸湯下。

### 華佗治諸疝神方

諸疝名狀不一，其痛在心腹者凡七：曰厥疝，曰症疝，曰寒疝，曰氣疝，曰盤疝，曰腑疝，曰狼疝。痛在睪丸者亦七，曰寒疝，曰水疝，曰筋疝，曰血疝，曰氣疝，曰狐疝，曰癩疝。下方悉主之：蜀椒四分、桔梗、芍藥、乾薑、厚朴（炙）、細辛、附子（炮）各二分，烏頭一分（炮），共為末，蜜和丸如大豆，服三丸，加至七八丸，日三。

### 華佗治怔忡神方

怔忡之症，擾擾不寧，心神恍惚，驚悸不已。此肝腎之虛，心氣之弱也。人參、熟地黃、白芍各一兩，生棗

仁、麥冬各五錢，玄參一兩，白朮、白芥子各三錢，水煎服。

### 華佗治心中嘈雜神方

水仙花子、芍藥、荷葉、同搗末，白湯下，頗效。

### 華佗治癖神方

臟腑攝養乖方，則三焦痞膈，腸胃不能宣行，因飲水漿，便令停滯不散，更遇寒氣，積聚而成癖。癖者，謂僻側在於兩脇之間，有時而痛者也。方用：牛膝、枳實（炙）、茯苓、鱉甲（炙）各八分，桔梗、芍藥、白朮、人參、厚朴（炙）、大黃、桂心、檳榔各六分，同搗篩，蜜和丸，空腹溫酒，服如梧子二十丸，日二服，漸加至三十丸。

### 華佗治療癥神方

癥者由寒溫失節，致臟腑之氣虛弱，而食飲不消，聚積在內，漸染在生長塊段、盤牢不移動，若積引歲月，人則柴瘦，腹轉大，遂至於死。治用：射罔二兩（熬）、蜀椒三百粒，同搗末以雞子白為丸，半如麻子，半如小紅豆，先服如麻子，漸服如小紅豆二丸，不知稍增之，以知為度。（射罔，即草烏頭，毒劇藥，故慎用。）

### 華佗治暴癥神方

患者腹中卒然有物，堅如石，痛如刺，晝夜啼呼。不療之，百日死。方用：牛膝根二斤，曝令極乾，酒一斗浸之密器中，封口置熱灰中溫之，令味出。先服五六合，至一升，以煮量多少之。

### 華佗治米癥神方

人有好啞米（思邈按：啞者饑而思食之意）者，轉久

彌嗜。啞之，若不得米，則胸中清水出，得米便止。米不消化，遂生症結。治用：雞屎一升，白米五舍，合炒。取米焦，搗成散，用水一升，頓服取盡，少時即吐，吐出症如研米汁碎，若無症，即吐白沫痰水，乃憎米不復食之。無所忌。

### 華佗治肉症神方

有人卒大能食，乖其常分。因饑，值生蔥，便大食之，乃吐一肉塊，繞畔有口，其病則癒。故謂肉症。治用：狗矢五升，燒灰末之，綿裹以酒漬再宿，濾取分十服，三日令盡。

### 華佗治鱉症神方

鱉症者，謂腹內症結，如鱉之形狀也。有食鱉觸冷不消而生者，有食雜冷物不消變化而作者。治用：白馬尿一升五舍，溫服令盡瘥。或用：蟹爪、麝香各三分，生薑四分、附子（炮）、半夏、鱉甲（炙）、防葵各六分，鬱李仁八合、同搗篩，蜜為丸如梧子，空腹酒下二十丸，日再服。

### 華佗治髮症神方

此由飲食內誤有頭髮，隨食入胃，成症。胸喉間如有蟲上下來去者是也。治用油煎蔥豉令香，二日不食，張口而臥，將油蔥豉置口邊，蟲當漸出，徐徐以物引去之。

### 華佗治虱症神方（存目）

### 華佗治蛇症神方（存目）

### 華佗治蛟龍病神方（存目）

### 華佗治翻胃神方

其症朝食夜吐，心下堅如杯，往來寒熱，吐逆不下

食，此為寒癖所作。治用：真珠、雄黃、丹砂各一兩，朴硝二兩，乾薑十累，上五味搗篩，蜜丸。先食服如梧子二丸，少煩者飲水則解之，忌生血物。

### 華佗治嘔吐神方

嘔吐病有兩種：一者積熱在胃，一者積冷在胃。二事正反，須細察之。如屬熱症，宜用：生蘆根、生麥門冬（去心）、青竹茹各一升，生薑汁五合，茯苓五兩，右以水八升，煮取二升半，去滓，加竹瀝六合攪調，分三服，相去如人行十里久，如服一劑。忌醋物。如服前藥，未能全除，宜再用：茯苓五兩、人參三兩、麥門冬（去心）一升、生薑六兩、青竹茹一升、共搗篩，蜜和為丸，煎蘆根湯飲下之。初服十五丸，日二服。稍稍加至三十丸，如梧子大。如係冷症，宜用：半夏、小麥麵各一升，先搗半夏為散，以水溲面，丸如彈子大，以水煮令麵熟，則是藥成。初吞四五丸，日二服。稍稍加至十四五丸，旋煮旋服、病自漸減。又如服前藥病雖漸減，惟病根不除，欲多合煎丸，又慮毒藥，不可久服。可改用：人參、白朮各五兩，生薑八兩，厚朴（炙）、細辛各四兩，橘皮三兩，桂心二兩，上搗篩蜜和丸，如梧子，飲下之。初服十丸，日再。稍加至二十丸。若與半夏丸間服，亦得。忌桃、李、羊肉、雀肉、生蔥、生菜。

### 華佗治乾嘔神方

乾嘔者，胃氣逆故也。但嘔而欲吐，吐而無所出，故云乾嘔。治用：生葛根絞取汁，取一升。

### 華佗治饑餓嘔吐神方

用蜀椒煮汁，溫服立效。

### 華佗治嘔吐清水神方

用乾蘄艾煎湯啜之，立瘥。

### 華佗治嘔吐酸水神方

黑山梔三錢，煎濃汁入生薑汁少許，和服。或以：黃連六分，吳茱萸一分，煎湯飲。

### 華佗治吐血神方

生地、當歸各一兩，川芎、元參各五錢，黃芩、三七各三錢，甘草、荊芥各一錢，水煎服。或用鮮生地汁一碗，調三七末三錢、炮薑炭末五分，服一劑即止血，極神效。

### 華佗治五膈神方

五膈者，謂憂膈、恚膈、氣膈、寒膈、熱膈是也。方用：麥門冬十分（去心）、蜀椒、遠志、附子（炮）、乾薑、人參、桂心、細辛各六分，甘草十分（炙），共搗篩，蜜和丸如彈子。以一枚著牙齒間，含稍稍咽汁，日三。

### 華佗治七氣神方

七氣者，謂寒氣、熱氣、怒氣、恚氣、喜氣、憂氣、愁氣是也。此七氣為病，皆生積聚，堅牢如杯，心腹絞痛，不能飲食，時去時來，發則欲死。方用：紫菀、前胡、半夏、細辛、丹參、茯苓、芎藭、桃仁（去皮尖）、吳茱萸、桂心、桔梗、石膏各三分，乾薑、蜀椒各二分，人參、甘草、防葵各四分，烏頭（炮）、大黃各三分，菖蒲三分，搗篩為末，蜜如丸，酒服如梧子三丸，日三。加至十丸。一方去半夏，加甘遂三分。

### 華佗治五噎神方

五噎謂氣噎、憂噎、食噎、勞噎、思噎等是也。皆由

陰陽不和、三焦隔絕、津液不行、憂恚嗔怒所生。謂之噎
者，言噎塞而不通也。方用：乾薑、蜀椒、吳茱萸、人
參、桂心各五分，細辛、白朮、茯苓、附子（炮）各四分，
橘皮六分，搗篩以蜜和為丸，如梧子，酒下三服，日再。

### 華佗治痞疾神方

皂礬六兩（醋炒九次），沒藥三兩（炒去油），共為末，
棗肉為丸，空腹湯下七丸，七日有效。或用：五靈脂、香
附各一斤，黑丑、白丑各二兩，共搗末，半炒熟，半生
用，醋和丸，日服三錢。

### 華佗治痞積神方

桔梗、枳殼等份，水煎溫服，有效。

### 華佗治呃逆神方

用黃連一錢、紫蘇葉八分，水煎服，極神效。

### 華佗治陰寒呃逆神方

乳香、硫黃、陳艾各二錢，共搗末，以陳酒煎數沸，
乘熱嗅之。外以生薑擦當胸，極效。

### 華佗治消渴神方

消渴者，謂渴而不小便也。由少服五石諸丸散，積久
經年，石勢結於腎中，使人下焦虛熱；及至年衰血氣減
少，不能制於石，石勢獨盛，則腎為之燥，故引水而不小
便也。

方用：麥門冬、茯苓、黃連、石膏、葳蕤各八分，人
參、黃芩、龍膽各六分，枳實五分，升麻四分，生薑、枸
杞子、栝樓根各十分，同為末，蜜丸如梧子大，以茆根一
升，粟米三合，煮汁服十丸，日再。若渴則與此。飲大麻
亦得。（靜山按：今人無服五石者，亦無此症。）

### 華佗治內消神方

本症之原，當由熱中所致，小便多於所飲，令人虛極短氣，食物皆消作小便，而又不渴。此病雖稀，極屬可畏。宜急用：枸杞枝葉一斤，栝樓根、黃連、石膏各三兩，甘草（炙）二兩，上五味以水一斗，煮取三升，去滓分溫五服，日三夜五。困重者多合，渴即飲之，若恐不能長癒，可改用：鉛丹二分（熬則研入），栝樓根、甘草（炙）各十分，澤瀉五分，胡粉二分（熬研入）、石膏、白石脂、赤石脂各五分，搗研為散，水服方寸匕，日三服。少壯人一匕半，患一年者，服之一日癒；二年者，二日癒；丸服亦佳，一服十丸，以癒為度。此方用之如神。忌海藻、菘菜。

### 華佗治寒瀉神方

寒瀉一名鶩溏。其源為脾氣衰弱，及寒氣在下，遂致水糞並趨大腸，色多青黑，宜溫之。春夏宜用：川桂枝、白芍藥、白朮各半兩，甘草二錢（炙），水煎服。秋冬宜用：白芍藥、白朮各三錢，乾薑半兩（泡）、甘草二錢（炙），甚者則除去乾薑，加附子三錢。

### 華佗治熱瀉神方

熱瀉者，夏月熱氣，乍乘太陰，與濕相合，加水之注。故一名暴泄。其候腹痛自汗，煩渴面垢，脈洪數或虛，肛門熱痛，糞出如湯。方用：香薷一斤、白扁豆半斤（微炒）、厚朴半斤（去皮薑汁炙熟），共研末，每服三錢，水煎服。

### 華佗治久泄神方

久泄不止，由於有陳積在腸胃之間，積一日不去，則

瀉一日不止。治宜先去陳積，而後補之。方用：厚朴、乾薑、甘草、桂心、附子各二兩，大黃四錢（細剉），先以前五味用水二升半煎八合，並將大黃切碎，水一碗，漬半日，煮湯與前汁相和，再煎取六合，去滓，分三服，一日服盡。

### 華佗治腎泄神方

腎泄者，五更溏泄也。其原為腎陽虛虧，既不能溫養於脾，又不能禁固於下，故遇子後陽生之時，其氣不振，陰寒反勝，則腹鳴奔響作脹，瀉去一二行乃安。此病藏於腎，宜治下，而不宜治中。方用：肉豆蔻、五味子各二兩，吳茱萸一兩，補骨脂四兩，生薑八兩，紅棗一百枚，共搗末，以蒸熟、棗肉和丸如梧子大。每服五七十丸，空心或食前熱湯下，晚食前更進一服。（靜山按：治腎瀉之四神丸，見《證治準繩》，其來源乃在此書。）

### 華佗治飧泄神方

飧泄者，完穀不化也。脾胃氣虛，不能熟腐水穀，故食物完出也。治用：人參、茯苓、川芎、官桂、當歸、白芍、白朮各等份，每服二錢，加粟米百粒，與水一升同煎，取七合，去滓，空腹溫服。若虛勞嗽，加五味子。有痰加半夏，發熱加柴胡，有汗加牡蠣，虛寒加附子或乾薑。

### 華佗治暑泄神方

暑泄，一名伏暑泄瀉。治用：白朮一兩、車前子五錢，上二味，薑水煎服神效。

### 華佗治便血神方

便血一名腸風，又名腸紅。其原為濕熱相侵，或酒毒

深結，非逐去其濕熱酒毒，而徒用止澀之劑，未見其能濟。方用：熟地一兩，地榆、白芍、當歸、黃連各三錢，甘草、葛根各一錢，柞木枝五錢，水煎服。第一劑下血必更多，二劑略少，三劑痊癒。

### 華佗治大便秘澀神方

本症之原，為三焦五臟不和，冷熱之氣不調，熱氣偏入腸胃，津液竭燥，故令糟粕痞結，壅塞不通也。方用：大黃三兩、黃芩二兩、甘草一兩（炙）、梔子二七枚，以水五升，煮一升八合，分三服。

### 華佗治老人虛秘神方

肉蓯蓉二兩（酒漬焙）、沉香末一兩，共搗末，用麻子仁汁為丸如梧子，白湯下七八丸。

### 華佗治脫肛神方

磁石四兩（研）、桂心一尺、蝟皮一枚（炙黃），上三味，搗篩為散，服方寸匕，一日服十次。即縮，勿舉重，須斷房室，周年乃佳。

### 華佗治肛門腫痛神方

用馬齒莧葉、三葉酸草各等份，水煮湯薰洗，一日二次，極有效。（靜山按：三葉酸草，即酸漿草，到處有之。見《本草綱目》。）

### 華佗治肛門奇癢神方

蛇床子、楝樹根各三錢，防風二錢，甘草一錢，皂莢五分，共搗末，蜜煉條，塞入，二次即癒。

### 華佗治肛門蟲蝕神方

蜣螂蟲七枚、新牛矢五錢、羊肉一兩炒黃，共搗成泥，為丸，如彈丸大，烘熱綿裹，塞入，半日蟲出。（靜

山按：即蟯蟲，多則肛門作癢，此方可治。）

### 華佗治九蟲神方

九蟲者：一曰伏蟲，二曰蛔蟲，三曰白蟲，四曰肉蟲，五曰肺蟲，六曰胃蟲，七曰弱蟲，八曰赤蟲，九曰蟯蟲。此諸蟲皆依腸胃之間，若臟腑氣實不為害，虛則能侵蝕。方用：貫眾、石蠶各五分、狼牙四分、藜蘆二分、蜀漆六分（炙）、僵蠶三分、雷丸六分、蕪荑四分、厚朴三分、檳榔六分，同搗末，蜜為丸，空腹暖漿水下三十丸，日三。不知，稍稍加之。

### 華佗治蛔蟲神方

蛔蟲長一尺，亦有五六寸者，發動時腹中作痛，口多涎沫，及吐清水，貫心則殺人。治用：酸石榴根二升（東引入土五寸者）、檳榔十枚，以水七升，煮取二升半，去滓。著少米煮稀粥，平旦空腹食之，少間蟲即死。（此方甚妙）

### 華佗治寸白蟲神方

寸白蟲，長一寸而色白，形小褊，乃飲白酒以桑枝貫牛肉炙食之，及食生魚後。即飲乳酪而生者。其發動則損人精氣，腰腳疼弱。治用：酸石榴根（東引者）一大握、蕪荑三兩、牽牛子半兩（熬末）、以水六升，先煮前三味，得二升，去滓，分三服。則和牽牛子末，每服如人行五里，更服盡，快利，蟲亦盡死出。

### 華佗治蟯蟲神方

蟯蟲形甚小，狀如菜蟲，居胴腸之間，多則為痔，劇則為癩，因人瘡處即生諸癰疽，癬瘻、痼疥，無所不為。治用：芫花、狼牙、雷丸、桃仁、共搗為散，宿勿食，平旦以飲服方寸匕，當下蟲也。（胴，音ㄉㄨㄥˋ，李時珍

曰：「胴即廣腸也」。）

### 華佗治關格不通神方

吳茱萸一升（熬）、乾薑、大黃、桂心、當歸、甘草（炙）、芎藭各二兩，雄黃三分（研），真珠一分（研），人參、細辛各四兩，桃白皮一握，以水一斗煮取三升，去滓納雄黃、真珠末，酒一升，微火煮三沸。服一升，得下即止，不必盡也。每服如人行十里久進之。

### 華佗治小便不通神方

本症之原因，為膀胱之氣化不行，其候少腹脹氣急，甚者水氣上逆，令人心急腹滿，乃至於死。治用：人參、蓮心、茯苓、車前子、王不留行各三錢，甘草一錢，肉桂三分，白果二十枚，水煎服，一劑即如注。

### 華佗治老人尿閉神方

黃芪二錢（蜜炒）、陳皮一錢（去白）、甘草八分、水一升半，煎八合，頓服。有效。

### 華佗治小便頻數神方

本症之原因，為膀胱與腎俱虛，有客熱乘之所致。治宜甲：黃連、苦參各二分，麥門冬一兩（去心），土瓜根、龍膽各一分，共搗篩，蜜丸如梧子，每服十丸，加至二十丸。

### 華佗治小便過多神方

補骨脂十兩（酒蒸）、茴香十兩（鹽炒），共為末，酒糊丸，梧子大，鹽湯下百丸，頗效。

### 華佗治小便不禁神方

菟絲子二兩（酒漬）、蒲黃、黃連各三兩，硝石一兩，肉蓯蓉二兩，五味子、雞肶胵中黃皮（炙）各三兩，共搗篩

為散，每服方寸匕，日三服。每服如人行三四里，又服。

### 華佗治遺尿神方

用羊肚繫盛水令滿，急繫兩頭煮熟，[10] 開取水，頓服之，立瘥。

### 華佗治溺血神方

菟絲子、蒲黃、乾地黃、白芷、荊實、葵子、敗醬、當歸、茯苓、芎藭各二兩，共搗為末，白蜜和丸如梧子，飲服二丸，日三服，不知加至五六丸。

### 華佗治諸淋神方

䗪蟲五分（熬）、斑蝥二分（去足熬）、地膽二分（去足熬）、豬苓三分，共為末，每服四分匕，小麥汁下，日三夜二。有熱者去豬苓，服藥二日後，以器盛小便，當有所下。肉淋則下碎肉，血淋下如短繩，若如肉膿，氣淋下如羹上肥，石淋下石或下沙，劇者十日即瘥。

### 華佗治石淋神方

石淋者，淋而出石也。其症小便則莖裏痛，溺不能卒出，痛引小腹膀胱，裏急，沙石從小便導出。甚者塞痛，令悶絕。

治用：柏子仁、芥子、滑石各等份，搗為末，以米汁飲服方寸匕，三服當效。

### 華佗治熱淋神方

熱淋者，三焦有熱氣，摶於腎，流入於胞而成淋也。治用：滑石二兩、栝樓三兩、石葦二分（去毛），共為散，以大麥粥清，服方寸匕，日三。

### 華佗治血淋神方

血淋者熱在下焦，令人淋閟不通，熱盛則摶於血脈，

血得熱而流溢，入於胞中，與溲便俱下，故為血淋也。治用：白茅根、芍藥、木通、車前子各三兩，滑石、黃芩各一兩五錢，亂髮（燒灰）、冬葵子微炒各五錢，上八味搗篩，每服三錢，水煎溫服，日三。

### 華佗治勞淋神方

勞淋者，謂勞傷腎氣而生，熱成淋也。其狀尿留莖內，數起不出，引少腹痛，小便不利，勞倦即發，故云勞淋。方用：滑石三分，王不留行、冬葵子、車前子、桂心、甘遂、通草各二分，石葦四分（去毛）共為散，以麻子粥和服方寸匕，日三服，尿清瘥。

### 華佗治氣淋神方

氣淋者，氣閉不能化水，病從肺而及於膀胱也。其候小腹滿，氣壅，小便澀而有餘瀝，治宜以清肺金為主。方用：沉香、石葦（去毛）、滑石、王不留行、當歸各五錢，冬葵子、白芍各七錢五分，橘皮、甘草各二錢五分，共為散，每服二錢，煎大麥湯下。

### 華佗治膏淋神方

膏淋者，小便肥濁，色若脂膏，故名。一名肉淋，其原因由於腎血不能制於肥液，故與小便俱出也。治用：磁石（火煅醋淬三七次）、肉蓯蓉（酒浸切焙）、澤瀉、滑石各一兩，共為末，蜜丸梧子大，每服三十丸，溫酒下不拘時。如臍下妨悶，加沉香一錢，以行滯氣。

### 華佗治遺精神方

本症之原因，為腎水耗竭，上不能通於心，中不能潤於肝，下不能生於脾土，以致玉關不閉，無夢且遺。法當大劑補腎，而少佐以益心益肝益脾之品。方用：熟地一

兩、棗仁、薏仁各五錢，山茱萸四錢，茯苓、白芍、當歸各五錢，茯神二錢，北五味、白芥子各一錢，肉桂、黃連各三分，水煎服，一劑即止，十劑痊癒。

### 華佗治心虛遺精神方

本症之外表，雖屬於腎火之虛，然究其根源，實不得不推原於心君之虛。故宜心腎交補，乃能水火相濟。[11] 方用：熟地八兩，山藥、山茱萸、白朮各四兩，人參、茯苓、麥冬、巴戟天、肉蓯蓉各三兩，肉桂、北五味、遠志、棗仁（炒）、柏子仁、杜仲、補骨脂各一兩，砂仁五錢，附子一枚，鹿茸一副，紫河車一具，共搗末，蜜和丸，湯下二三十丸，日再服。

### 華佗治陰虛夢遺神方

熟地、山藥、芡實、白朮各八兩，山茱萸、炒棗仁各四兩，北五味、麥冬、車前子、茯苓各三兩，遠志一兩，共末之，蜜和丸，熱湯下一兩，日一次。

### 華佗治虛勞失精神方

人參二兩，桂心、牡蠣、薯蕷、黃柏、細辛、附子（炮）、苦參各三分，澤瀉五分，麥門冬（去心）、乾薑、乾地黃各四分，菟絲子二分，共搗合，蜜為丸，酒服如梧子大三丸。

### 華佗治虛勞尿精神方

本症為腎氣衰弱所致，腎藏精，其氣通於陰，勞傷腎虛，不能藏其精，故因小便而精液出也。治用：韭子（熬）、麥門冬（去心）各一升，菟絲子、車前子各二兩，芎藭二兩，白龍骨三兩，共搗服，酒服方寸匕，日三。不知稍稍增之，甚者夜一服。

### 華佗治強中神方

強中者謂強陽不倒，此虛火炎上，而肺金之氣不能下行故也。治用：元參、麥冬各三兩，肉桂三分，水煎服即癒。他日並可重整戈矛，再圖歡合。

### 華佗治陰痿神方

熟地一兩，白朮五錢，山茱萸四錢，人參、枸杞子各三錢，肉桂、茯神各二兩，遠志、巴戟天、肉蓯蓉、杜仲各一錢，水煎服，一劑起，二劑強，三劑妙。

### 華佗治脫精神方

男女交感樂極，一時精脫，不能制止。此時切不可離爐、仍然摟住，男脫則女以口哺送熱氣，女脫男亦如之。則必能陽氣重回，並急用人參數兩，附子一錢煎汁，趁熱灌之，後再用：人參、黃耆各三兩，熟地、麥冬一兩，附子、北五味各一錢，水煎服。（靜山按：脫精之症，確實有之。其處置方法亦甚好。其他醫書極少見之。）

### 華佗治陽縮神方

人參、乾薑各五錢，白朮三兩，附子一兩，肉桂六錢，急以水煎汁服之，立效。

### 華佗治陰腫神方

雄黃一兩，研碎，綿裹，甘草一尺、水一升，煮取二升，洗之。

### 華佗治陰囊濕癢神方

烏梅十四枚、錢四十文、鹽三指撮，上三味，以苦酒一升，於銅器中浸九日，洗之效。

### 華佗治囊癰神方

本症由肝腎陰虛、濕熱下注所致，雖與疝氣相類，惟

癃則陰囊紅腫，內熱口乾，小便赤溫，疝則小腹痛，牽引腎子，少熱多寒，好飲熱湯，此其異耳。初起時即宜用：川芎、當歸、白芍、生地、柴胡、膽草、梔子、天花粉、黃芩各一錢，澤瀉、木通、甘草各五分，川水二碗，煎取一碗，食前服之。

### 華佗治子癃神方

子癃者謂腎子作痛，潰爛成膿，不急治癒，有妨生命。方用：川楝、秦芄、陳皮、赤芍、甘草、防風、澤瀉各一錢五分，枸橘一枚，水煎服，一劑即癒。（枸橘，北方多以盆栽，置於室中，謂之看橘。南方可作藩籬，植庭院。）

### 華佗治頭風神方

附子一枚（炮裂）、鹽一撮如附子大、二味作散，沐頭畢，以方寸匕摩頂，日三。或服癒風散，亦效。

### 華佗治頭痛神方

蔓荊子、白芷、甘草、半夏、細辛各一錢，川芎五錢，以酒煮，一醉即癒，不知再服。（靜山按：《辨症錄》僅用川芎、白芷、細辛三味，川芎量較大，服之有效。其來源於此見之。）

### 華佗治腦痛神方

柴胡、鬱李仁、麥冬各五錢，辛夷、桔梗各三錢，白芍三兩，甘草一錢，水三碗，煎汁，加陳酒一升，趁熱飲之，以醉為度。

### 華佗治偏頭痛神方

川芎、朱砂（水飛內一兩為衣）、石膏、龍腦各四兩，人參、茯苓、甘草（炙）、細辛各二兩，生犀角、梔子各一

兩，阿膠一兩半（炒），麥冬三兩（去心），共為末，蜜丸
彈子大，酒下一丸，神效。

### 華佗治雷頭風神方

本症因頭痛而起核塊，或頭中如雷之鳴，蓋為邪風所
客，風動則有聲也。治法輕則用：連翹、黃芩、黑山梔、
犀角、牛蒡子各一錢，薄荷七分，桔梗五分，等散之。重
則用：瓜蒂、好茶各等份，共為末，每服二錢韭汁調，空
心服，取吐。並用：大黃、黃芩各二兩，牽牛、滑石各四
兩，黃連、薄荷葉、川芎各半兩，共為末，水為丸，梧子
大，食後溫湯下五十丸。

### 華佗治濕熱頭痛神方

本病因濕與熱合，交蒸互鬱，其氣上行，與清陽之氣
相搏，則作痛也。

治宜用：羌活、防風各一兩，柴胡七錢，川芎五錢，
甘草、一兩半（炙），黃連一兩（炒），黃芩三兩（一半炒一
半酒製），共為末，每服二錢，入茶少許，湯調如膏，抹在
口內，少用白湯送下。

### 華佗治風熱頭痛神方

菊花、石膏、川芎，等份為末，每服錢半，茶調下。

### 華佗治眩暈神方

本症由血氣虛、風邪入於腦，而引目系故也。蓋臟腑
之精氣皆上注於目，血氣與目並上為系，上屬於腦，後出
於項。中逢身之虛，則為風邪所傷，入腦則腦轉，而目系
急，故成眩也。治用：人參、當歸、防風、黃耆、芍藥、
麥門冬各一兩，獨活、白朮、桂心各三兩，以水一升，煮
取三升，分三服。

### 華佗治頭鳴神方

患者頭部覺如蟲蛀，其名曰天白蟻。治用：藥葉、黑芝麻、牡丹皮、梔子，各等份搗末，蜜和丸，梧子大，陳細茶煎湯下二十丸。不知，稍稍加至四十丸。（靜山按：藥葉不知何物，疑誤荷葉的誤排。）

### 華佗治緊唇神方

患者唇部微腫濕爛，或冷或熱，乍瘥乍發，積年累月，不易告痊。亦名沈唇，又名繭唇。方用：石硫黃、白礬、朱砂、水銀、麝香、黃柏各一分，共研瓷缽中，以水銀不見為止，用臘月豚脂和如泥，先拭淨塗之。日三五，以瘥為度。甚良。

### 華佗治唇菌神方

患者唇一時翻突，腫起如菌，症極危急，宜速灸兩手少商穴。並以蚯蚓十條，吳茱萸二錢，研末，加灰麵少許，熱醋調敷兩足心，以布包裹，二三時更易，以癒為度。

### 華佗治人中腫大神方

生蒲黃二錢，黃連、龍腦各一錢，共搗末，香油調敷，極效。

### 華佗治口瘡神方

龍膽、黃連、升麻、槐白皮、大青各二兩，苦竹葉一升，白蜜半升，水五升，煮取一升，去滓下蜜，煎之，敷患處，取瘥即止。

### 華佗治口臭神方

桂心、甘草、細辛、橘皮各等份，四味搗篩，以酒服一錢匕，瘥止為度。

### 華佗治口乾神方

酸棗一升（去核），酸石榴子五合，乾葛三兩，烏梅五合（去核），麥門冬四兩（去心），覆盆子三合、甘草（炙）、栝樓各三兩，將八味共搗，以蜜為丸如棗核大，以潤為度。

### 華佗治舌腫神方

以蒲黃頻刮舌上，腫自退。俟能咽，再以黃連煎汁飲之，即癒。

### 華佗治舌縮神方

獨活、芎藭各三兩，天雄、防風各一兩，蜀椒二合，莽草十葉，細辛、桂心各一兩，苦李根皮三兩，豚脂二兩，先用苦酒浸各藥一宿，次以豚脂微火煎之，去滓成膏，綿裹少許，含於舌下。

### 華佗治舌瘡神方

柴胡、升麻、梔子仁、芍藥、通草各四兩，黃芩、大青、杏仁（去皮尖）、生薑各三兩，石膏八兩，以水一斗，煎取三升半，分四服，日三夜一。

### 華佗治舌血神方

木賊草煎湯漱之，立止。

### 華佗治舌斷神方

舌被咬斷，急用人參一兩、煎汁含漱，歷半日，再以龍齒末、血竭各三分，人參末、麥冬末各一兩，龍腦二分，土狗一枚，地虱十枚，焙乾為末，存性，於含漱既了，即以舌舐之。伸出口外，三次即能生肉。

### 華佗治舌皮破碎神方

以卵衣（雞卵外殼與卵白間之薄膜）套舌上，易三四

次，舌即脫皮而癒。

### 華佗治舌長口外神方

牡雞血，浸舌上即縮。

# 卷 五
# 華佗外科秘傳

### 華佗治陽症癰疽神方

凡陽症癰疽，發生時必突起分餘，其色紅腫發光，疼痛呼號。若在五日之內，猶可內散。方用：金銀花四兩、蒲公英二兩、生甘草二兩、當歸二兩、天花粉五錢、水煎服，一劑即消，二劑痊癒。若未服敗毒之散，已在五日以外，致成膿奔潰，必用金刀，去其口邊之腐肉，使內毒之氣不藏。刀長凡三寸，寬約三分，兩面之鋒俱利，勘定患部，一刀直畫，呈十字形，以末藥敷於膏藥之上，貼上即能止痛。三日之內，敗膿盡出，即消滅於無形矣。大約膏藥一枚，需用末藥二錢。其末藥方為人參一兩、龍腦一錢、乳香一錢（去油）、透明血竭五錢、三七末一兩、兒茶一兩、水飛過去砂用焙子一兩、藤黃三錢、貝母二錢、輕粉一錢、各研成極細末，以無聲為度。內用煎方：用當歸一兩、黃耆五錢、人參一錢、荊芥一錢、金銀花二兩、生甘草三錢、用水煎服、二劑已足。

### 華佗治陰症癰疽神方

陰症癰疽，多生於富貴膏粱之徒，急功好名之輩。其人因心腎不交，陰陽俱耗，又重以憂愁抑鬱，拂怒呼喊其

氣不散，乃結成大毒。任生於何部，均屬險症。初起時色
必黑暗，痛不甚劇，瘡口亦不凸起，或現無數小瘡口，以
欺世人。且覺沉沉身重，宜急用附子三錢、人參三兩、生
黃芪三兩、當歸一兩、金銀花三兩、白芥子二錢，治之。
外用膏藥加生肌末藥（見前）五錢貼之，一日須兩換。膏
藥方如下：金銀花一斤、生地黃八兩、當歸三兩、川芎二
兩、牛膝一兩、丹皮一兩、麥冬三兩、生甘草一兩、荊芥
一兩、防風五錢、黃耆三兩、茜草根五錢、人參五錢、玄
參五錢、用麻油五斤，煎數沸。將藥渣瀝出，再熬，將
珠，再入後藥。廣木香一兩、黃丹二斤，炒飛過去砂，沒
藥一兩、乳香一兩、血竭一兩、象皮五錢（為末）、麝香一
錢，各為細末，入油中少煎，藏瓷罐內候用。每一個約用
兩餘。若係背疽，須用二兩以上。（將珠，熬膏藥至滴水
成珠為度）。

## 華佗治背癰神方

背癰初起時，若審係陽症，宜用忍冬藤二兩、茜草三
錢、紫花地丁一兩、貝母三錢、甘菊花三錢、黃柏一錢、
天花粉三錢、桔梗三錢，水煎服。一劑輕，二劑消，三劑
痊癒。如係陰症，則用人參二兩、黃耆二兩、金銀花半
斤、附子一錢、荊芥三錢（炒黑）、紫胡二錢、白芍一兩、
天花粉五錢、生甘草五錢、水十餘碗，煎汁兩碗，分前後
二次服之。則陰必變陽而作痛，再劑而痛消，數劑而痊癒
矣。若已經潰爛，洞見肺腑，瘡口不收，百藥敷之，絕無
一驗，此方治之神效。再用麥冬一兩、熟地二兩、山茱萸
一兩、人參五錢、肉桂一錢、當歸一兩、忍冬藤一兩、白
朮五錢，水煎服，五劑痊癒。

### 華佗治腦癰神方

腦癰發於泥丸宮，在頭頂之上，倘色如葡萄之紫，瘡口不一，或如碎粟，四圍堅硬，瘡頂色紅赤不黑，是為陽癰，尚可醫療。若色紫而黑暗無光，神情悶亂，不知人事者，是為陰症，十死其十，百死其百。必須於五日之前，以大劑煎飲，或尚有生機，過此則生死難言矣！方用：金銀花八兩、玄參三兩、黃耆四兩、麥冬三兩、人參二兩、先用水十大碗，將金銀花煎湯，再煎前藥至二碗，一日服二次，連服四日，其癰漸癒。改用十全大補湯，重四兩與之。又改用八味地黃湯，恣其酣飲，可獲痊癒。是為九死一生之治法。此外可於未潰敗時，或用川芎一兩、玄參二兩、金銀花二兩、山茱萸一兩、麥冬一兩、貝母三錢、蔓荊子二錢、用水三大碗，煎服之，即消。最多二劑痊癒。

### 華佗治腦後癰（一名落頭疽）神方

腦後癰生於玉枕部，亦有陽症、陰症之別，其為患雖較腦癰為輕，然醫不得法，即腐爛落頭而死，故有落頭疽之名。凡屬陽症，其形高凸紅腫。可用金銀花二兩、蒲公英一兩、生甘草三錢，用水三碗煎八分，服下。未破者二劑即消；已破者，必須三服。如膿盡肉生，若係陰症，則其傍必有無數小瘡，先癢後痛。遂至潰爛，腫而不甚高凸，色必黑暗，身體沉重，困倦欲臥，呻吟無力。可用人參一兩、生黃耆一兩、當歸一兩、金銀花二兩、白芥子三錢、肉桂一錢、白朮一兩炒，用水煎服，一劑血止，二劑肉生，三劑口小，四劑皮合，又二劑痊癒。

### 華佗治腰癰神方

腰癰發於軟肋下，近腰之部，宜合陰陽兩性治之。方

用：白朮一兩、杜仲一兩、當歸一兩、金銀花三兩、防己一錢、豨薟草三錢，水煎服。

### 華佗治肺癰神方

用玄參二兩、麥冬三兩、生甘草五錢、金銀花十兩，水煎服，一劑痛減，二劑內消。

### 華佗治肝癰神方

白芍三兩、當歸二兩、梔子三錢（炒）、生甘草三錢、金銀花十兩，水煎服，約二劑而癒。

### 華佗治腸癰神方

腸癰生於大小腸之間，其症口渴，小便如淋，時時汗出，小腹腫痛，手不可按。又生於大腸者，右足屈而不伸；生於小腸者，左足屈而不伸。方用：金銀花八兩、煎水二碗、當歸一兩、地榆一兩、薏仁五錢、用水十餘碗煎作二碗，同金銀花分作二服，上午一服，臨睡一服，二劑而癒。凡陽癰必須內消，而火邪甚急，非杯水可救，必須大劑始效。然大劑敗毒，恐傷元氣，惟金銀花敗毒而又補陰，故可重用。若用之過少，反無效矣。

### 華佗治臍後癰神方

臍後癰發於背下命門之穴，與臍正對。其症為真火衰弱，邪火熾盛，非大補其水，則邪火不散，毒無自消。初發之時，尚未潰敗。宜用金銀花五兩、豨薟草五錢、熟地一兩、白朮一兩、黃柏三錢、車前子三錢、先用水十碗，煎金銀花至四碗，乃分之為二。先以二碗煎前藥得一碗，空腹飲之。少頃，再將前汁二碗，更煎藥滓得一碗服之，連服二劑。如已潰爛者，宜改用人參三兩、白朮五兩、肉桂三錢、附子一錢、山茱萸一兩、北五味子三錢、金銀花

三兩、茯神三錢、水十碗，煎汁一碗，服之。

### 華佗治懸癰神方

懸癰一名騎馬癰，俗名偷糞老鼠。多因嗜色忍精而發，方用：金銀花四兩、蒲公英二兩、人參一兩、當歸一兩、生甘草一兩、大黃五錢、天花粉二錢，水煎服，一劑即消，二劑痊癒。

### 華佗治搭手神方

治法如背癰初起時，極神效。

### 華佗治牛頭癰神方

生於膝上，紅腫而痛，一名膝癰。方用：生黃耆四錢、當歸一兩、金銀花一兩、茯苓三錢、薏仁五錢、牛膝三錢、地榆一錢、白朮三錢、天南星一錢、生地黃五錢、水數碗，煎一碗，空腹服之。

### 華佗治多骨疽神方

生於大腿之中，癰生之後，其口不收，腐爛之中，忽長一骨，疼痛難忍，俗以為骨，實為濕熱之毒所化。內服用茯苓一兩、車前子一兩、金銀花三兩、牛膝五錢、紫花地丁一兩，水煎服，六劑骨消，再十劑而痊癒。若外用飛過密陀僧用桐油調膏，貼於患處，奏效尤捷。

### 華佗治脫骨疽神方

此症發生於手指或足趾之端，先癢而後痛，甲現黑色，久則潰敗，節節脫落。宜用極大生甘草，研成細末，麻油調敷極厚，逐日更換，十日而癒。內服藥用：金銀花三兩、玄參三兩、當歸二兩、甘草一兩，水煎服，連服十劑當癒。

### 華佗治癭腫無頭神方

以蛇蛻燒灰，和豬油塗之，極效。

### 華佗治石疽神方

此症腫不變色，漫腫疼痛，堅硬如石。搗生商陸根加鹽少許敷之，即效。

### 華佗治瘰疽神方

以射干、甘草、枳實、升麻、乾地黃、黃芩各八分，麝香二分，前胡三分，犀黃六分，大黃一錢，以水煎之，約三劑可癒。

### 華佗治甲疽神方

本症之發生，原於剪甲傷肌，或甲長侵肉，致使氣血沮遏而不通，久之腐潰而生瘡疱。或赤肉凸出，指甲腫痛。治法宜剔去指甲，則不藥而癒。或以草烏五錢、白丑一兩、龍骨二錢五分，共捶碎，再用全文蛤四兩，同炒至焦黑色，以五倍子為末，用麻油敷之，濕則乾糝。

### 華佗治乳癰神方

本症初起時發寒熱，先痛後腫。方用貝母三錢、天花粉一錢、蒲公英一兩、當歸一兩、生甘草二錢、穿山甲一片為末水煎服，一劑即消。

### 華佗治井疽神方

井疽發於胸部，此症必須早治，若下入於腹必死。用人參一兩、茯苓五錢、麥冬五錢、熟地一兩、山藥一兩、芡實一兩、甘菊花五錢、芍藥五錢、忍冬藤二兩、遠志三錢、天花粉三兩、王不留行三錢，水數碗，煎一碗，一氣飲之，二劑必癒。倘已潰爛，必須多服。

### 華佗治縮腳疽神方

生於大腿外側，以大戟甘遂研末，用白蜜調敷。內服用熟地一兩、鹿角膠三錢、肉桂一錢、甘草一錢、麻黃五分、炮薑五分，水煎服，四五劑可癒，不可開刀，若開刀則必成縮腳。

### 華佗治小腹疽神方

本症由七情六慾而生，部位在臍下氣海穴（一寸五分），或關元穴（二寸），或丹田穴（三寸）[1]依癰毒陰疽法，治之可癒。

### 華佗治癭神方

癭與瘤不同，癭連肉而生，根大而身亦大。瘤則根小而身大。癭之種類甚多，形亦各異，然皆為濕熱之病，由小而大，由大而破，由破而死。初起時宜用小刀割破，略出白水，以生肌散敷之，立癒。

生肌散製法如下：人參一錢、三七三錢、輕粉五分、麒麟血竭三錢、象皮一錢、乳香一錢、沒藥一錢、千年石灰三錢、廣木香一錢、冰片三分、兒茶二錢，各為極細末，研無聲為度。合時須用端午日，不可使人見。[2]

若癭已失治，形已漸大，宜用點藥點其陷處，半日作痛，必然出水。點藥用水銀一錢、硼砂一錢、鵲粉一錢、輕粉一錢、鴛糞一錢、冰片五分、潮腦五分、綠礬一錢、皂礬一錢、麝香三分、共研之極細，一日點一次，三日後再以人參三錢、茯苓五錢、薏仁一兩、澤瀉二錢、豬苓一錢、黃耆一兩、白芍五錢、生甘草一錢、陳皮一錢、山藥三錢，水煎服，十劑全消，須忌房事一月，否則必破，不能收口，終身成漏。

### 華佗治腋下瘦瘤神方

以長柄壺盧燒存性,研末搽之,以消為度。或加麻油調敷,尤效。

### 華佗治粉瘤神方

粉瘤初生時宜即治,否則日漸加大,受累不堪。先用艾灸十數壯,再以醋磨雄黃塗紙上,剪如螺厴大貼灸處,外更貼以膏藥,一二日一換。必擠盡其中粉漿,敷以生肌散自癒。

### 華佗治肉瘤神方

以水銀一錢、兒茶一錢、冰片三分、硼砂一錢、麝香三錢、黃柏五錢、血竭三錢,共為細末,擦其根部,隨擦隨落。

### 華佗治血瘤神方

血瘤小者如膽,大者如茄。以利刃割斷,即用銀烙匙燒紅,一烙即止血,且不潰並不再生。或以水銀、輕粉、潮腦、鏡鏽[3]、貝母各一錢,黃柏三錢,兒茶二錢,冰片三分,共為細末擦之,即落。

### 華佗治髮瘤神方

發生於耳後髮下寸許,按之不痛,用針刺破擠盡粉髮,用生肌散敷之立癒。

### 華佗治物瘤神方

物瘤其根甚大,最稱難治,不時而動,無故自鳴。或如鳥號,或如蟲鳴。必須用刀破其中孔,則物自難居,必突圍而出,後用生肌散敷之。

### 華佗治筋瘤神方

筋瘤無甚大害,本可置之不治。若妄用刀針,往往傷

筋，反致死亡，故最忌刀割。若必欲割去，須於初生之日，以芫花煮細扣線繫之，日久自落。

### 華佗治骨瘤神方

骨瘤生於皮膚之上，按之如有一骨生於其中。不可外治，宜用：烏賊骨一錢、白石英二分、石硫黃二分、鐘乳三分、紫石英二分、乾薑一錢、丹參八分、琥珀一錢、大黃一錢、附子三分、朝燕屎一錢、石礬一錢，水煎服。十劑全消。

### 華佗治石瘤神方

石瘤亦生於皮膚之上，按之如石之堅不覺痛苦，治法同骨瘤。

### 華佗治氣瘤神方

氣瘤無痛無癢，時大時小，隨氣為消長，氣旺則小，氣弱反大，氣舒則寬，氣鬱則急。治法必須補其正氣，開其鬱氣，則瘤自散。方用：沉香一兩、木香二兩、白芍四兩、白朮八兩、人參二兩、黃耆八兩、枳殼一兩、檳榔一兩、茯苓四兩、香附二兩、附子五錢、天花粉四兩，各為細末，蜜為丸。每日服三錢，一料全消。

### 華佗治五疔神方

疔瘡之生，膏粱人居其半，皆因營衛過度，火毒外發所致。名稱雖有多種，地位亦無一定。其實可賅之為心、肺、肝、脾、腎五種；即色赤者為心疔，色白者為肺疔，色青紫者為肝疔，色黃者為脾疔，色黑者為腎疔也。初起時可用紫花地丁一兩、甘菊花一兩，水煎服，六劑痊癒。外用絲瓜葉十片搗極爛，取汁調明礬、雄黃末各二錢，以鳥羽敷疔上，隨乾隨潤，數日即消。或以白菊花葉，連根

搗汁一杯，沸酒沖服。毒甚者須多服。渣敷患處，留頭不敷。覆被令出汗。其毒自散。無時，可用甘白菊花四兩代之，少則不效。

### 華佗治疗瘡出血神方

飲真麻油一大碗即止，或用菜子油亦效。

### 華佗治疗瘡走黃神方

其原因為食豚肉所致，患此者多不治。宜以芭蕉根搗汁服之即解。

### 華佗治疗瘡不破神方

以蟬蛻、僵蠶等分為末，醋調敷四圍，候根出，拔去。再塗，即癒。

### 華佗治疗根不出神方

鐵粉一兩、輕粉一錢、麝香少許為末、針畫十字，以點藥入內，醋調麵糊敷之，極效。

### 華佗治紅絲疗神方

屬心疗類，其形縷縷如絲線，周身纏繞，如在手足上，則入心即死。宜用松針刺去其血，忌食熱物。或以白菊花根葉加雄黃錢許、蜒蚰二條，共搗極爛，從疗頭敷至絲盡處為止。以絹條裹緊，越宿即消。又此疗生於足者延至臍，生於手者延至心，生於唇面者延至喉，亦皆死。急用針或磁鋒，[4]刺破其紅絲盡處，使出血，以浮萍嚼塗刺處，用白礬搗末，包裹於搗爛蔥白中（約三錢）吞下，再飲蔥酒一二杯，覆被靜臥，汗出即癒。

### 華佗治烏茄疗神方

農家澆糞於地，為烈日蒸曬，人跣足行其上，受其熱毒，足趾腫痛，似潰非潰。即以鴨羽煎湯，合皂礬洗之，

立癒。

### 華佗治刀鐮疔神方

疔頭如薤葉，長一二寸，色紫黑。忌針刺，急用明礬三錢研末，蔥白七個搗爛，分為七劑，每劑以熱酒送下，服下即臥，覆被取汗。如無汗須再服蔥白，外塗以溏雞糞，遲則不治。

### 華佗治羊毛疔神方

初起時頭痛發寒熱，前心後背有紅點，形類疹子。宜先以針刺破，取出羊毛。再以明雄黃末三錢，用青布包緊，蘸熱酒於前心瘡上一二寸外，周圍擦之。漸見瘡眼，其毛即奔至後背，仍依前法擦於背部，將羊毛拔置布上，即埋入土中。內用紫花地丁一兩，金銀花三兩，白礬、甘草各三錢，水煎服。

### 華佗治蛇頭疔神方

生於手指尖，腫若蛇頭，痛楚連心，寒熱交作。初起時急用：雄黃、朴硝等分研末，以豚膽汁少許加香油調塗，或內服蟾酥丸汗之。蟾酥丸製法如下：蟾酥二錢酒化，輕粉五分，枯白礬、寒水石（煆）、銅綠、膽礬、乳香、沒藥、麝香各一錢，雄黃二錢，朱砂三錢，蝸牛二十一個，於端午日午時，在淨室中，先將蝸牛研爛，同蟾酥和勻稠黏，再將各藥研末，與蝸牛蟾酥相和為丸，如綠豆大。每服三丸，用蔥白五寸，患者自嚼爛，吐於男左女右手心，包藥在內，無灰熱酒送下，覆被靜臥，至發汗為止。甚者再進一服。

### 華佗治蛇眼疔神方

生於指甲兩旁，治法同上。

### 華佗治蛇背疔神方

生於指甲之下，治法同上。

### 華佗治蛇腹疔神方

又名魚肚疽，生於指中節前面，腫如魚肚，治法同上。

### 華佗治螺疔神方

生於手指之間，可用榔雞根與馬齒莧莖，加酒釀搗爛敷之。極效。凡遇患處起紅點者，用紅馬齒莧，白點者用白馬齒莧。（榔雞根爲浙江土藥）

### 華佗治唇疔神方

切不可用涼藥敷於瘡上，最佳以雞血點之。內用烏桕葉，或根搗汁，服數杯。若大腿彎中有紫筋，[5]可用銀針刺出惡血，可保無虞。

### 華佗治人中疔神方

一名馬嘴疔，先以銀針挑破，後用瑞香花葉十四瓣，鹽十四粒，飯十四粒，共搗爛，敷於瘡上。日夜換之，極有效。

### 華佗治瘰癧神方

瘰癧得病之原因有九：一因怒；二因鬱；三因食鼠食之物；四因食螻蛄、蜥蜴、蠍子等所傷之物；五因食蜂蜜之物；六因食蜈蚣所遊之物；七因大喜飽餐果品；八因縱慾傷腎，飽餐血物；九因驚恐失枕，氣不順。

其治之法有三：一為治肝膽鬱結之瘰癧。方用白芍五錢、當歸二錢、白芥子三錢、柴胡一錢、甘草八分炙、全蠍三個、白朮三錢、茯苓三錢、鬱金三錢、香附三錢、天葵草三錢、水煎服、連服十劑自癒。二為治脾胃多痰之瘰

瘰。方用人參二兩、白朮十兩、茯苓六兩、甘草一兩炙、紫蘇八錢、半夏二兩、僵蠶二兩、陳皮六錢、白芷七錢、木通一兩、金銀花十兩、天花粉三兩，各為末，蜜為丸。飯後服三丸，一料痊癒。然必須戒色慾三月。三為治心腎不交之瘰癧，方用大龜二個，一雌一雄。遠志二兩、麥冬三兩、山茱萸四兩、肉桂一兩、白朮五兩、蒼朮二兩、熟地十兩、玄參十兩、茯神四兩、何首烏十兩、桑葚四兩、紫花地丁四兩、夏枯草五兩，先將大龜蒸熟，焙乾為末。次將各藥研末和勻，以蜜為丸，日服三次，每服三錢，一料可痊癒。

### 華佗治各種瘰癧不消神方

用貓頭蹄骨一具炙酒為末，昆布一兩五錢，海藻一兩五錢，上二藥須洗去鹽水曬乾，連翹、黃芩、金銀花、穿山甲、枳殼、香附各一兩，皂角五錢，共為細末，以玄參為丸，大如桐子，每服七八十丸，日凡三次，以薑汁送下。

### 華佗治瘰癧潰爛神方

凡瘰癧之症，未破之先，易於醫治。既破之後，難於收功。可先用荊芥根下一段，剪碎，水煎成湯。溫洗久之，視破爛處，有紫黑者，以針刺之去血，再洗三四次。然後用樟腦、明礬各三錢，以麻油調敷，次日再洗再敷，以癒為度。專忌酒色。

### 華佗治鼠瘻神方

鼠瘻久不癒，可取狼鼠，不限多少，常作羹粥任食之，必驗。或以白馬、牛、羊、豬、雞等矢屑各一斤，漏蘆、藁本各一斤，並於石上燒成灰，研之極細；外以豚脂

一斤三合，煎亂髮一兩五錢令沸，俟髮盡乃納諸藥屑，在微火上煎五六沸，藥成，先去瘡上痂，以新棉蘸鹽湯洗瘡，拭之令乾，然後敷膏，日凡二次，上覆以帛，裹之，極有效。

### 華佗治蛇瘻神方

以蛇蛻燒灰，和臘月豚脂，和封之。

### 華佗治蝦蟆瘻神方

用五月五日蛇頭及野豬脂，同水衣封之。

### 華佗治蠍瘻神方

搗茅根汁著孔中，即效。

### 華佗治蜂瘻神方

取蜂窠燒灰，臘月豚脂，和敷孔中。

### 華佗治蜣蜋瘻神方

熱牛屎塗之數易，應有蜣敷出。[6]

### 華佗治蚯蚓瘻神方

雞屎，蚯蚓屎，等份為末。用牡豬骨髓和敷之。

### 華佗治雀瘻神方

取母豬屎燒灰，臘月豚脂調敷，當有蟲出如雀形。

### 華佗治九子瘍神方

生於頸上，連續得九數。治用雞卵一枚，蒸熟後剖之為二，去黃存白，以麝香一分，冰片五分，摻於瘍上，自初生第一瘍起，覆以雞卵，外用乾艾燒之，以痛為度，痛極暫止。痛止更燒，且隨時更換雞卵，日夜約燒五六度，次日更換冰麝，燒灼如前，俟癒為止。[7]內用蒲公英、夏枯草、金銀花各二錢、甘草節一錢、水煎服數劑，功效極偉。

### 華佗治流注神方

流注者，謂先發於背，後旋流串，散走於腰臀四肢，或來或去，或痛或不痛，無一定之部位也。治法宜用去風、去火之劑，兼散其毒以升麻一錢、當歸五錢、黃芩二錢、栝樓二錢、金銀花一兩、甘草二錢炙、連翹三錢、秦艽二錢、蒼耳一錢、馬蘭根一錢、牛膝一錢、牽牛一錢、水三碗煎服，數劑自癒。

### 華佗治痰核神方

大者謂之惡核，小者謂之痰結，毒根最深，極不易治。未潰之前，忌貼涼膏，忌服涼藥。法以天南星磨酸醋，調敷數次自消。或捉蝙蝠炙成灰，和菜子油塗之，二三次即癒。

### 華佗治痄腮神方

腮間突然腫起，係屬風熱之症。可用野菊花葉搗爛，四圍敷之，其腫自消。或以蝸牛同麵研敷之，亦有效。

### 華佗治天泡瘡神方

天泡瘡生於頭面及遍身手足之間，以夏日居多，治法宜補氣而佐之以解暑，則火毒自消，瘡亦易癒。方用香薷、天花粉、生黃耆、炙甘草、黃芩各一錢，白朮、茯苓、麥冬各二錢，桔梗一錢五分，人參、厚朴各五分，陳皮三分，水煎服，數劑自癒。

外用定粉五錢（煆）、輕粉五分、雄黃三錢，三者共研成細末，用絲瓜葉搗汁半杯，調搽瘡上，其效如神。若在小兒可用香爐蓋上胭脂三錢，黃連青黛各二錢，冰片二分，各為細末，用雞子清或豬膽汁調敷極效。

### 華佗治人面瘡神方

此瘡非生於膝上，即生於肘，其形頗似人面，重者有口鼻眼目，皆能運動，狀似愁苦。口中與以肉食，則即能化盡。方用雷丸三錢、輕粉一錢、白茯苓一錢，研極細，和勻敷上，即消。

### 華佗治血風瘡神方

血風瘡多生於兩腿裏外之臁上，下達於踝骨，其原起於好飲。初生時小而癢，久則大癢。治法先須戒酒，然後用內藥補其氣血，兼消風濕。外用膏藥敷之，不久即癒。方用：白朮、當歸、柞木枝、薏仁各五錢，茯苓、生甘草、萆薢、澤瀉各二錢，肉桂、紅花各一錢，黃耆一兩，水煎服，愈多愈佳。外用蚯蚓糞、馬齒莧各一兩，黃柏五錢，朱砂四錢，血竭、烏桕根、胡粉各三錢，潮腦二錢，輕粉一錢，麝香三分，共為末，以豚脂調為膏，貼於油紙上，視瘡之大小貼之。外用包紮，任其出水。換藥膏時，先以金銀花煎湯溫洗。不數日即癒。

### 華佗治翻花瘡神方

翻花瘡，瘡口內肉凸出，如菌如蕈，故有此名。雖無痛苦，然久流鮮血，則易致虛損。治宜滋肝補血，益氣培元，外用烏梅煅灰敷之。或以馬齒莧煅灰，豚脂調敷。劇者用銅綠、鉛粉等分研細，香油調敷。或以蒼耳葉搗汁，日塗數次，亦有效。

### 華佗治內外臁瘡神方

臁瘡有內外之異，因臟腑中蘊有濕毒，乃外發為瘡。亦有因打撲抓磕，或遇毒蟲惡犬咬破損傷，因而成瘡者。治法首宜節欲慎房。內服人參二錢，白朮三錢，茯苓、當

歸、生黃耆各三錢，生甘草、柴胡、半夏各一錢，金銀花五錢，陳皮、升麻各五分，水煎服、連用四劑。

外用龍骨二錢，乳香、沒藥各一錢，血竭、輕粉各五分，阿魏二分，研成細末，再以水飛淨黃丹一兩、生芝麻一合，搗末，香油三兩，共入鍋熬數沸，即加入各藥粉末，臨起鍋時再加入冰片，麝香各一分，攪勻，用甘草煮油紙兩面，將藥膏攤於其上。臨用時先以蔥二條將瘡口洗淨，再將內服藥渣用水煎之，洗瘡口一次，乃貼藥膏於其上，數日可癒。

### 華佗治黃水瘡神方

黃水瘡，又名滴膿瘡，言膿水所到之處，即成瘡也。治法宜內服除濕清熱之藥，佐以涼血之劑。方用：茯苓三錢，蒼朮、荊芥、蒲公英各二錢，防風、黃芩、半夏各一錢，當歸五錢，水煎服四劑。外用雄黃、防風各五錢，荊芥、苦參各三錢，水煎湯，取二碗洗瘡，即癒。

### 華佗治瓜藤瘡神方

此瘡一生十餘個，極易滋蔓，宜用尖尾芋、茄子葉、五月艾、蔥薑共搗爛，醋煮塗敷。

### 華佗治天蛇瘡神方

此瘡生於肌膚，似癩非癩，由草中花蜘蛛螫傷所致。內服宜用秦艽煎湯飲之，外用蜈蚣一條研末，和豬膽汁調塗之。

### 華佗治蜘蛛瘡神方

形如蛛網，癢不能忍，先用苧麻絲搓瘡上令水出。次以雄黃、枯礬等份為末，乾擦之極效。

### 華佗治蛇形瘡神方

形如蛇，故名。[8]內用雄黃沖酒服，外用雄黃、麻油調敷頗效。

### 華佗治蜂窩瘡神方

形如蜂窩，故名。以胡粉、朱砂等份為末，白蜜調敷極效。[9]

### 華佗治魚臍瘡神方

生於肘肚與小腿肚間，極疼痛。初起一二日，先用灸法，極易解散。內服用金銀花一兩，當歸、黃耆各五錢，生甘草、青黛、地榆各二錢，白礬一錢，水煎服。

### 華佗治魚脊瘡神方

多生筋骨間，堅凝作痛。初起時為白色小疱。漸長成魚脊狀，久則潰流黃水。宜於初起時用老蒜切片，如三文錢厚，置瘡上。再以艾一團，如豆大，安蒜片上燒之。蒜壞再換，痛定乃止。內用人參、黃耆、白朮、茯苓、川芎、金銀花、當時各一錢，白芷、皂角刺、甘草、桔梗各五分，水二碗煎八分，食後服。脾弱者去白芷，倍用人參。[10]

### 華佗治貓眼瘡神方

形似貓兒眼，而有光彩，故名。無膿無血，時痛時癢。一名寒瘡。用生草烏三兩，生薑二兩，煨白芷、炒南星各一兩，肉桂五錢，共為末，燒酒調敷。多食雞、魚、蒜、韭，忌用鮎魚、蝦蟹。

### 華佗治纏腰龍神方

生腰下，長一二寸，或碎如飯，或紅腫堅硬。[11]以雄黃研末，醋調敷極效。

### 華佗治捲毛瘡神方

生於頭上，狀如葡萄。用黃柏一兩、乳香二錢五分，共為末，槐花煎濃汁，調作餅，貼瘡口。並用吳茱萸研末，醋調敷兩足心，即癒。

### 華佗治寒毛瘡神方

豆腐渣滓炒熱，敷患處，用布包緊，冷即更易，一宿即癒。

### 華佗治對口瘡神方

生後頸正中處，以鮮茄子蒂十四枚，生何首烏二兩、煎服二三劑，未破即消，已破撥膿生肌，雖根盤八九寸寬大者亦效。外用貝母研末敷之，或尋取韭地蚯蚓搗爛，以涼水調敷。

### 華佗治骨羨瘡神方

生於神堂二穴，或膈關、膈俞之穴上，此瘡不痛而癢，癢極必搔爬，癒搔爬而癒癢，[12] 終至皮破肉損，骨乃盡見。方用：人參五錢，當歸、黃耆各一兩，金銀花二兩，茯苓、貝母各三錢，水煎服數劑後，即癢止而癒。

### 華佗治羊胡瘡神方

生於下唇及頷下，宜內服除濕清熱之劑。方用：茯苓二錢、天花粉一錢五分、炙甘草、白朮、蒼朮、蒲公英、澤瀉、豬苓各一錢，白芷、羌活各五分，水煎服，外用輕粉一錢，黃丹三錢，兒茶、炒黃柏各三錢，枯礬五分，冰片三分，各為細末，濕則乾糝。乾則香油調敷，數日即癒。

### 華佗治坐板瘡神方

生於臀上，癢而兼痛。內服藥用白朮五錢，茯苓三

錢，澤瀉二錢，豬苓、黃柏各一錢，肉桂二分，水煎服，外用蘿蔔種一兩[13]、火煨存性為末，敷於新瓦上，煨微熱，坐於其上，數次自癒。或以松香五錢、雄黃一錢，研末，濕癢則加蒼朮三錢，以棉紙捻成條，豚脂浸透，燒取油搽上立癒。又以灰莧燒為末，擦於瘡上亦效。或以輕粉二錢、石膏六錢、共為末，燈油調敷即癒。

### 華佗治蛇窩瘡神方

生於臍腹，上下左右無定處，其形如蛇，重者潰深，輕者腐淺，或有皮肉，蠕蠕暗動，欲行而不可得者。治用蜈蚣十條、雄黃、生甘草各三錢、研為末，浸於香油二兩中，隨浸隨塗，極效。

### 華佗治石癤神方

瘍之小者曰癤，其根硬者謂之石癤。以白菊花葉搗汁調白蜜敷之。更以渣敷四圍，留頭不敷，俟毒水流盡即消。

### 華佗治軟癤神方

以代赭石、虢丹[14]、牛皮膠等份為末，陳酒一碗沖之，俟澄清後服下。更以渣外敷，乾則易之。

### 華佗治瘰癧癤神方

以古舊瓦片，火煨醋淬，凡七次為末，香油調敷。

### 華佗治痔神方

痔之種類甚多，如肛門旁生肉如鼠乳出孔外，時時流膿血者，名曰牡痔。若肛邊腫痛生瘡者，名曰酒痔。肛邊有核痛，及寒熱者，名曰腸痔。若大便，輒有血出者，名曰血痔。若大便難，肛良久肯入，名曰氣痔。統治之方亦甚多：①兒茶，麝香，唾津調敷。②先以皂角煙薰之，次

用鵝膽汁調白芷末塗之。③赤足、蜈蚣焙為末，與冰片少許同研，唾液調敷。④生槐煎五分、皂角二兩、麝香、雄黃、莨菪、丁香、木香、炙鰻鱺魚各二分，上各藥為五丸，取淨瓶可容一升者，掘地埋之，著一疊子於瓶上，鑽疊子作孔，納火瓶中灰蓋之，然後納藥一丸燒之。以下部著疊孔上坐，便通汗，盡一丸藥，即止。⑤以無花果葉煎湯薰洗，能止痛，極有效。

### 華佗治痔瘡作癢神方

水銀、棗膏各二兩同研，綿裹納下部，翌日蟲出癢止。或以豬大腸六兩，蚯蚓十餘條煮融，去蚓食腸，極效。（按：原文「翌日蟲出瘡止」，瘡字係癢字排誤。）

### 華佗治痔瘡出血神方

內服用當歸尾一錢五分、生地二錢、赤芍一錢、黃連二錢、枳殼一錢、炒黃芩一錢、炒槐角三錢、炒地榆二錢、炒荊芥一錢、升麻五分、天花粉八分、甘草五分、生側柏二錢，水煎服，三四劑後，即痛止腫消。外用地骨皮、槐花、韭菜根、朴硝各二兩，白礬、蘇葉各五錢，蔥頭七個，用水十五大碗，煎百沸，傾淨桶內，令患者坐之，四周密閉，勿令洩氣，先薰後洗，俟痔出黃水為度。

### 華佗治久遠痔漏神方

取牆上生之綠苔，刮下之，需五錢，火焙乾為細末。又以羊蹄殼五副，及炒白朮、白芷各一兩，茯苓二兩，槐花五錢，共為細末，米飯為丸，每日臨臥，先服一錢，後壓之，美膳一月即癒。

### 華佗治痔瘡腫痛神方

以壁上背包蜒蚰一個，搗為泥，入冰片、薄荷少許，

同敷極效。

### 華佗治內外痔神方

在肛門內外皆有之，遇大便即出血疼痛者是：用胡黃連五錢，血竭、兒茶各二錢，熊膽三錢，冰片一錢，麝香三分，共研細，水調敷，日凡三四次。

### 華佗治內痔神方

在肛門之內，大便時則出血，便畢以手按之，良久乃入。內服用生枳殼三兩、陳皮一兩，水煎服。外用生草烏尖一錢、刺蝟皮末三錢、枯礬五分、冰片三分，各為細末，用蔥汁調藥送入肛門，約一時許，其痔即翻出，洗淨之。用雞糞四兩（取公雞、母雞各一，餓之二日，次早以豬胰子切碎，伴糯米粉一二合，餵之，凡越六七日，得糞四兩，曬乾候用）。[15] 雌黃、雄黃各六錢，明礬、皮硝各一兩，膽礬五錢，共為末，傾入銀罐內，火煅出青煙為度。加乳香、沒藥各三錢，冰片五分，用唾津調敷，七日後其痔自脫。再用珍珠散敷之，使收口。

內服收肛散，珍珠散方如下：珍珠、石膏、赤石脂、輕粉各一錢，白龍骨三錢，孩兒骨五分，冰片二分，共為末。收肛散方如下：陳皮三兩、枳殼一兩、水二碗，煎一碗服。

### 華佗治外痔神方

用金腳砒二錢、白礬一兩，共為末，傾銀罐內，煅至煙盡為度。加蠍尾七個，生草烏研末和入煎藥，塗瘡上，凡七日而根脫。

### 華佗治雞冠痔神方

用黃連末敷之，加小紅豆末尤效。

### 華佗治野雞痔神方

先用槐、柳煎水薰洗，次以艾灸七壯，即癒。

### 華佗治翻花痔神方

肛門周圍翻出如碗，肉色紫黑，疼痛異常，時流血水。內服用缸砂（不詳）一兩（水浸半月微煆）（按其製法，似缸的碎塊砸如砂），黃芩二兩（每斤用皂角、柏子仁、側柏各四兩，水煮半日，汁乾為度）、黃連、槐角子各二兩，梔子、黃花地丁各一兩，青黛五錢，共為末，用柿餅肉為丸，大如梧子，每服四五十丸，空心清湯送下。外用藥水薰洗（見痔瘡出血條），後再用藥線紮之。藥線製法如下：鮮芫花根一錢、雷丸一錢、蟾酥一錢、草烏三錢、水二碗，煎一碗，去渣取汁，以生絲一錢，入藥汁內，以文火（慢火）熬汁將乾，取出曬乾。再浸再曬，以汁盡為度，收藏候用。至六七月取露天蛛絲合成藥線。

### 華佗治血箭痔神方

與內痔同，但無痛癢耳。大便時不問糞前糞後，俱射血如箭。治法用百草霜四兩[16]，黃芩、梔子各一兩，黃連、槐花、地榆各五錢，共為末，糊為丸。每服三錢，清湯下。

### 華佗治無名腫毒神方

無名腫毒者，以其隨處而生，不按穴次，不可以命名也。非速行醫治，常有生命之虞。方用：朱砂、雄黃、硼砂、血竭、苦葶藶、沒藥（去油）各二錢，乳香（去油）、蟾酥（人乳浸）、牛黃、冰片、沉香各一錢，麝香、珍珠、熊膽各六分，先將諸藥研成細末，次以人乳浸透蟾酥，研入諸藥中和勻，為丸如梧子大，金箔為衣。凡遇有無名腫毒

及各種瘡毒，可用藥一丸，壓舌根底，含化，隨津咽下。藥盡用蔥白與酒隨量飲之，覆被取汗，極有效驗。合藥宜秘，三七日更妙（即每月初三、初七等）。

### 華佗治無名惡瘡神方

本方功效極偉，能起死回生，奪造化之權。凡癰、疽、疔、毒及中一切毒禽惡獸肉毒所致之瘡，俱可治之。用：硼砂、黃丹、硇砂、巴豆（去油）、人言各一錢，朱砂二錢，斑蝥、蟾酥、血竭、乳香、沒藥各三錢，麝香、半夏各五分，共研細末，用第一次生小兒乳汁搗蝸牛為丸，如綠豆大。每服五七丸，各隨症引送下，亦分上下前後服之。

### 華佗治一切風毒神方

凡肩背、腰俞、臂、腿、環跳、貼骨等處感受風寒濕氣，致漫腫無頭，皮色不變，酸痛麻木者，是名風毒。可急用沉香、丁香、木香各五分、乳香六分、麝香一分，共研匀，將大核桃殼半個，內容藥末，至將滿，敷痛處。外灸以艾團一二壯，不覺熱，十餘壯，稍覺痛，即癒。

### 華佗治諸瘡不破頭神方

用硇砂二錢五分，輕粉、白丁香各一錢五分，巴豆五分，共為細末，以醋調塗瘡上，頭自破。

### 華佗治毒瘡不收口神方

用輕粉、鉛粉各一兩，珍珠一錢，飛辰砂四分，冰片二分共為末，擦瘡上，不日即收口。

# 卷　六

# 華佗婦科秘傳

### 華佗治月經不通神方

桃仁、朴硝、牡丹、射干、土瓜根、黃芩各三兩，芍藥、大黃、柴胡各四兩，牛膝、桂心各二兩，水蛭、虻蟲各七十枚，上十三味以水九升，煮取二升，去滓分三服。

### 華佗治室女經閉神方

黃芩、牡丹、桃仁、瞿麥、芎藭各二兩，芍藥、枳實、射干、海藻、大黃各三兩，虻蟲七十枚，蠐螬十枚，水蛭五十枚，上以水一斗，煮取三升，分三服。服兩劑後灸乳下一寸黑圓際，[1]各五十壯。

### 華佗治月經不調神方

用白毛烏骨牡雞一隻，糯米餵七日，勿令食蟲蟻野食。以繩縊死，去毛與腸，以生地黃、熟地黃、天門冬、麥門冬各二兩，納雞腹、以陳酒入陶器煮使爛，取出去藥，桑柴火焙至焦枯搗末。再加：杜仲二兩（炒）、人參、甘草（炙）、肉蓯蓉、補骨脂、茴香、砂仁各一兩，川芎、白朮、丹參、當歸各二兩，香附四兩，上以醋漬三日後，焙乾研末，和前藥酒，調麵糊為丸，空腹溫酒下五十丸。

### 華佗治經行不止神方

金毛狗脊（去黃毛）、威靈仙、良薑、赤芍藥各一兩，熟艾二兩，醋熬焙乾為末，附子半兩（炮），共為末，以藥一半，同醋煮麵糊，和餘一半藥末，為丸如桐子大，每服十丸，食前空腹溫酒下。

### 華佗治月經逆行神方

犀角、白芍、丹皮、枳實各一錢，黃芩、橘皮、百草霜、桔梗各八分，生地一錢，甘草三分，水二分，煎取八合，空腹服下，數劑自癒。又或以茅草根搗汁，濃磨沉香服五錢。並用釀醋貯瓶內，火上炙熱，氣沖兩鼻孔，血自能下降。

### 華佗治痛經神方

婦人行經時，腹痛如絞，謂之痛經。其症有鬱熱與虛寒之異。鬱熱者宜用：黃連八兩（酒煮），香附六兩（炒），五靈脂三兩（半炒半生），當歸尾二兩，搗篩，粥為丸，空腹湯下三四錢，服久自癒。若係虛寒，則用人參、黃耆、當歸、白朮各一兩，肉桂一錢，附子一枚（炮），水煎服，至二三十劑為癒。

### 華佗治經前腹痛神方

當歸尾、川芎、赤芍、丹皮、香附（製）、元胡索各一錢，生地黃、紅花各五分，桃仁二十五粒，水煎服，瘠體加黃連、黃耆各一錢；肥體加枳殼、蒼朮各一錢。

### 華佗治經後腹痛神方

人參、香附、白朮（醋炒）、茯苓、當歸、川芎、白芍、生地黃各一錢，甘草（炙）、木香各五分，青皮七分，

薑棗引，水煎服。

### 華佗治經來嘔吐神方

白朮一錢，丁香、乾薑各五分，搗篩為散，空腹米湯下。

### 華佗治經來色綠神方

附子三錢，鹿茸一錢，山藥、肉蓯蓉、肉桂、蒲黃（炒）、當歸、山茱萸各五錢，白芍一兩，熟地一兩五錢，烏骨雞肉三兩（去皮油酒蒸），共搗，米糊為丸，空腹酒下一百丸。

### 華佗治經來色黃神方

當歸、烏藥、川芎、元胡索、茴香、白芍各八錢，熟地黃一錢，薑棗引，水煎空腹服。

### 華佗治經來色紫神方

當歸尾、川芎、赤芍、香附、生地黃、黃連、丹皮、甘草各一錢，水煎服。

### 華佗治經來色淡神方

人參、白朮、茯苓、歸身、川芎、白芍、熟地黃、黃芪（炙）、香附（製）各一錢，甘草五分（炙），薑棗引，水煎服。

### 華佗治經來聲啞神方

生地黃、天門冬、肉蓯蓉、當歸各五錢，細辛五分，水煎服頗效。

### 華佗治經來房事相撞神方

本症俗名撞紅。以明雄黃三錢（水飛淨），陳酒沖服，一次即癒。

### 華佗治崩中神方

婦人崩中，晝夜十數行，各藥不效。宜急用芎藭八兩，以酒四升，煎取三升，分三服，不飲酒者，水煮亦得。

### 華佗治白崩中神方

芎藭、阿膠（炙）、桂心、赤石脂、小薊根各二兩，乾地黃四兩，伏龍肝（雞子大七枚），以酒六升，水四升，煮取三升，去滓納膠令烊，分三服，日三。

### 華佗治崩中去血神方

龍骨、赤石脂各六分，烏鰂魚骨、牡蠣粉、肉蓯蓉各五兩，鱉甲（炙）、芍藥、續斷各八分，搗散飲服方寸匕，日三，漸加之。

### 華佗治崩中赤白不絕困篤神方

禹餘糧五兩、白馬蹄十兩、龍骨三兩、鹿茸二兩、烏鰂骨一兩，搗末，蜜丸梧子大，酒下二十丸，日再，以知為度。（按：本方惟久崩困篤者宜之，若瘀血固結，小腹堅滿者，則又未可輕試也。孫思邈注。）

### 華佗治漏下不止神方

鹿茸、阿膠各三兩，烏鰂骨、當歸各二兩，蒲黃一兩，製下篩，[2]空腹酒服方寸匕，日三夜二。

### 華佗治漏下去赤神方

白朮二兩、黃柏二兩半、白薇五錢，製下篩，空腹酒下方寸匕，日三。

### 華佗治漏下去黃神方

黃連、大黃、桂心各五錢，黃芩、蟅蟲、乾地黃各六錢，製下篩，空腹酒下方寸匕，日三。

### 華佗治漏下去青神方

大黃、黃芩、白薇各五錢，桂心、牡蠣各六錢，製下篩，空腹酒下方寸匕，日三。

### 華佗治漏下去白神方

鹿茸一兩、白薇十八銖、狗脊半兩，製下篩，空腹飲下方寸匕，[3]日三。

### 華佗治帶下神方

枸杞一升、生地黃五升，以酒一斗，煮取五升，分三服。

### 華佗治赤白帶下神方

禹餘糧、當歸、芎藭各一兩半，赤石脂、白石脂、阿膠龍骨、石筆各一兩六錢，烏鰂骨、黃柏、白薇、黃芩、續斷、桑耳、牡蠣各一兩，共為末，蜜和丸梧子大，空腹飲下十五丸，日再。加至三十丸為度。

### 華佗治白帶神方

冬朮五錢，茯苓、紅雞冠花各三錢，車前子一錢五分，水煎服。

### 華佗治白濁神方

陳皮、半夏（製）、茯苓、白朮、益智仁（鹽水炒研）、蒼朮各一錢，升麻、柴胡各七分，甘草五分（炙）、生薑五片，以水煎服。

### 華佗治白淫神方

是為男精射入後，不能攝收，即隨小便而出者。用：風化石灰一兩，茯苓三兩，研末，糊丸如梧子大，空腹米飲下二三十丸。

### 華佗治白沃神方

婦女經水不利，子臟堅僻，中有乾血，即下白物如漿，是名白沃。以：礬石（燒）、杏仁各一分搗末，蜜和丸棗核大，納子臟中，日一易。（子臟即子宮）

### 華佗治帶下有膿神方

白芍、白礬各五錢，白芷一兩，單葉紅蜀葵二兩，共為末，蠟和丸梧子大，空腹及食前各服十丸，膿盡自癒。

### 華佗治婦人不孕神方

凡婦人立身以來，全不生產，及斷緒久不產三十年者，服此必能生子。方用：朴硝、牡丹、當歸、大黃、桃仁各三銖，厚朴、桔梗、人參、赤芍、茯苓、桂心、甘草、牛膝、橘皮各二銖，附子六銖、虻蟲、水蛭各十銖，以清酒水各五升，合煮取三升，日三夜一，分四服。每服相去三時，更服如常，覆衣取少汗。在冬日可著火籠之，必下積血及冷赤膿如小紅豆汁，本為婦人子宮內有此惡物使然，是為冷血，能使不受胎，故必忍之，使此冷血下盡始良。乃以皂莢、山茱萸、當歸各一兩，細辛、五味子、乾薑各二兩，大黃、礬石、戎鹽、蜀椒各五錢，共為末，以絹製袋，大如指，長三寸，盛藥令滿，納婦人陰中，坐臥任便，勿急於行走。小便時去之。則一日以後，必下青黃冷汁，可幸御自有子。若未見病出，亦可安之十日。並用：紫石英、天門冬各三兩，當歸、芎藭、紫葳、卷柏、桂心、烏頭、乾地黃、牡荊、禹餘糧、石斛、辛夷、人參、桑寄生、續斷、細辛、厚朴、乾薑、食茱萸、牡丹、牛膝各三十銖，柏子仁、薯蕷、烏賊骨、甘草各一兩半，上二十六味為末，蜜和丸如梧子大，酒服十丸，日三。漸

漸增三十丸，以腹中熱為度，不禁房室，夫行不在，不可服。

### 華佗治婦人黃瘕神方

本症之原因，為婦人月水始下，若新傷墜，血氣未止，臥寢未定，臟腑虛弱，因向大風便利，是生黃瘕。其候四肢寒熱，身重淋露，臥不欲食，左脇下有氣結牢，腰背相引痛，月水不利，善令人不產。治用：皂莢（炙去皮子）、蜀椒各一兩，細辛六分，共搗散，以三角囊大如指，長二寸貯之，取納陰中，悶則出之，已則復內之，惡血畢出，乃洗以溫湯[4]。三日勿近男子。

### 華佗治婦人青瘕神方

本症之原因，為婦人新生未滿十日起行，以湯浣洗太早，陰陽虛，玉門四邊皆解散。又或當風睡臥，及居濕地及濕席，不自謹慎，能令惡血不除，結熱不得散，則生青瘕。其候左右脇下有氣，喜唾，不可多食，四肢不欲動搖，恍惚善夢，手足腫，面目黃，大小便難，令人少子。治用：戎鹽一升、皂莢五錢（炙去皮子），細辛一兩六錢、共搗散，以三角囊大如指，長三寸，貯之，內陰中，但臥瘕當下，青如葵汁。

### 華佗治婦人燥瘕神方

本症原因，為婦人月水下惡血未盡，於暑月中疾走或操勞，致氣急汗流，遂令月水與氣俱不通利。其候在腹中有物大如杯，能上下流動，時欲嘔吐，臥時多盜汗，足酸不耐久立，小便失時，忽然自出若失精，大便澀難。有此病亦令人少子。治用：大黃一枚（如雞子大）、乾薑二兩、雞肶胵中黃膜一枚（炙）、黃連二兩、桂心一尺、䗪蟲三枚

（熬）、厚朴十銖（炙）、鬱李仁一兩（去皮尖熬）、共搗散，空腹以溫酒一盞，和三錢匕頓服瘕當下，三日內勿近男子。

### 華佗治婦人血瘕神方

本症原因，為婦人月水新下，未滿日數而中止，因飲食過度，五穀氣盛，溢入他藏，血下走於腸胃之間，流落不去，內有寒熱，與月水會合，是生血瘕。其候腰痛不可俯仰，橫肋下有積氣，牢如石，少腹背臍腰股皆痛，陰裏若生子，月水不時，令人無子。治用：乾薑、烏鰂骨（炙）各一兩，桃仁一兩（去皮尖熬），共搗散，酒下二方寸匕，日二。並用：大黃、當歸各半分，山茱萸、皂莢（去皮子炙）各一兩，細辛、戎鹽二六銖，共搗散，以香脂為丸如指大，以綿裹納陰中，正坐良久，瘕當下，養如乳婦之法。

### 華佗治婦人脂瘕神方

本症原因，為婦人月水新下，或生未滿三十日，其人未復，以合陰陽，遂生脂瘕。其候四肢腫滿痛痹，腰背如刺，腹中切痛，時或頭眩，月水不時，大小便血不止，令人無子。治用：皂莢（去皮子）十八銖，礬子（燒）六銖，五味子、蜀椒、細辛、乾薑各半兩，共搗散，以香脂和如大豆，著男子陰頭，以合陰陽，不三行，其瘕乃癒。

### 華佗治婦女狐瘕神方

本症之原，為婦人月水當日數來，而反悲哀自恐。或以遠行逢暴風疾雷電驚恐，被濕罷倦，少氣精神遊亡，邪氣入於陰裏不去，是生狐瘕。其害能食人子藏，令人月水閉而不通，胞門子戶，不受男精，狀似有身，嗜食多嘔。

患此者，終身無子。治用：新死鼠一枚，裹以新絮，塗以黃土，穿地埋鼠其中，以桑薪灼其上，一日夜取出，去絮，納桂心末六銖，酒服二方寸匕，病當下。甚者不過再服，瘥止。

### 華佗治婦女蛇瘕神方

本症之原，為婦女月水已下，新止適閉未復，胞門子戶勞動，陰陽未平，榮衛分行，若中風暴病，或起行當風，或坐濕地，或行遠道，並飲汙井之水，進不潔之食，使蛇鼠之精，吞入腹中，是生蛇瘕。其患能上食人之肝心，越時既多，腰背股脛俱痛，時發寒熱，月水多寡不定，患此者不復生子。治用：大黃、黃芩、芒硝各半兩，甘草（炙）大如指者一尺，烏鰂骨二枚，皂莢六枚（去皮子尖），以水六升，煮之三沸，去滓下硝，適寒溫，空腹服之，當下。

### 華佗治婦女鱉瘕神方

本症之原，為婦人月水新至，其人劇作，罷勞汗出，衣服濕潤，不以時去之。或當風睡臥，足踐濕地。或入水洗浴，不以時出。神不守舍，則水氣與邪氣乘之，是生鱉瘕。其候少腹內切痛，有物如小杯，左右上下於腹中，若存若亡，腰背亦痛，月水不通，面目黃黑，脫聲少氣，患此者令人絕子。治用：大黃六分，乾薑、川烏各半分，附子、人參各九銖，䗪蟲（熬）一寸匕、桂心一兩六銖，細辛、土鱉各十八銖，白朮一兩，共搗散，酒下方寸匕，日三，鱉瘕自下。

### 華佗轉女為男神方

凡婦人始覺有孕急服此方，能轉女為男，並得安胎。

丹參、川斷、芍藥、白膠、白朮、柏子仁、甘草各二兩，
人參、芎藭、乾薑各三十銖，吳茱萸、橘皮、當歸各一兩
十八銖，白芷、冠纓（燒灰）各一兩，乾地黃一兩半，蕪荑
十八銖，共為末蜜和丸梧子大，酒下十丸，日再。（靜山
按：轉女為男，婦科書多有記載。因始於華佗，為保存原
書面目，姑存其方。由於時代所限，屬於迷信，不可信
也。讀者也不要試驗。）

### 華佗治斷產神方 [5]

蠶子故紙一方，燒為末，酒服之，終身不產。或以油
煎水銀，一日勿息，空腹服棗大一丸，永斷，不損人。如
已有身，欲去之，可用栝樓、桂心各三兩，豉一升，以水
四升，煎一升半，分服之。

### 華佗治乳癰神方

患者乳房脹大堅硬，色現赤紫，衣不得近，痛不可
忍。治用：大黃、芍藥、川楝子、馬蹄（炙令黃），上四
味，各等分為末，酒服方寸匕，覆取汗，當睡著，覺後腫
處散不痛，經宿乃消，百無失一。明晨更服一匕，忌沖風
寒食。

### 華佗治乳岩神方

本病初起時，用鮮蒲公英連根葉搗汁，酒沖服，隨飲
蔥湯，覆被臥令取汗當癒。如已潰爛，宜且蜂房、雄鼠
矢、川楝各等份，瓦焙存性，為末擦之。內用：大栝樓一
枚（多子者佳）、當歸五錢、甘草四錢、沒藥三錢、乳香一
錢，以陳酒二碗煎八分，溫服。或去當歸，加皂角刺一兩
六錢，效尤速。將癒，加參耆芎朮，以培其元。

### 華佗治乳癰神方

取水仙花之已萎者，懸簷下風乾，搗爛敷之，極效。

### 華佗治乳腫神方

桂心、甘草各二分，烏頭一分（炮），共為末。和苦酒塗紙覆之，膿即化為水。極神效。

### 華佗治乳吹神方

凡妊婦未產，而乳房腫痛，曰乳吹。治用：砂仁五分研、冬葵子八分研、蒲公英五錢、栝樓仁三錢，水煎服，外用生南星為末，溫水調敷。

### 華佗治妒乳神方

婦人產後，宜勤擠乳，否則令乳汁蓄積，或產後不自飲兒，及失兒，無兒飲乳，皆成妒乳。治用：連翹、升麻、杏仁（去皮尖）、射干、防己、黃芩、大黃、芒硝、柴胡各三兩，芍藥、甘草（炙）[6]各四兩，以水九升，煮取三升，分服。外用槲皮，水煎湯洗患部，極效。

### 華佗治乳上濕瘡神方

露蜂房五錢、輕粉五分（煅）、龍腦一分，共研末，以金銀花煎汁調塗，日三四次，自效。

### 華佗治乳頭破裂神方

龜板三錢（炙）、龍腦五分，研極細，香油調搽。

### 華佗治乳汁不下神方

鯽魚長七寸一尾，豚脂半斤，漏蘆、石鐘乳各八兩，以清酒一斗二升合煮，魚熟藥成，後去滓，適寒溫，分五服。其間相去須臾[7]一飲，令藥力相及為佳，乳即下。

### 華佗治無乳汁神方

母豬蹄四枚，洗淨，以水二斗，煮取一斗，去蹄。納

土瓜根、通草、漏蘆各三兩，其中。煮取六升，去滓，納蔥白、豉、米，煮作稀粥，食後覺微熱有汗佳。若仍無乳，更兩三劑。

### 華佗治乳汁過少神方

豬蹄四枚，黃芪八兩，乾地黃、當歸、川斷各四兩，牛膝二兩，同煮後，濃汁，入蜜四兩，熬如飴。每溫酒服一匙，乳汁自能增多。

### 華佗治乳汁過多神方

麥芽三錢（炒）、煎濃汁飲之，日凡一次，乳汁自能減少。惟不可多服，以乳汁減至適量為度。

### 華佗治陰脫神方

皂莢（去皮子炙）、半夏（洗）、大黃、細辛各四分，蛇床子六分，共搗散，薄絹袋盛如指大，納陰中，日二易。內用：當歸、黃芩、牡蠣（熬）各二兩，芍藥一兩半，蝟皮一兩，共搗散，酒下方寸匕，日三，禁舉重。

### 華佗治陰挺神方

蜀椒、烏梅、白及各二分，共搗篩，以方寸匕，綿裹納陰中，入三寸。匕中熱，明旦更著，瘥止。（靜山按：「匕中熱」即一方匕的藥在陰中發熱。）

### 華佗治陰吹神方

陰吹者，因胃氣下泄，陰中出聲，如大便失氣之狀，連續不絕。治用：豬膏半斤、亂髮如雞子大三枚，合煎之，發消藥成。分二次服，病從小便出。

### 華佗治陰痛神方

防風三兩、大戟二兩、蘄艾五兩，以水一斗，煮取五升，溫洗陰中，日可三度良。

### 華佗治陰癢神方

蚺蛇膽、雄黃、石硫黃、朱砂、峭粉（思邈按：水銀粉即謂之峭粉）、藜蘆、蕪荑各二分，共搗研極細，和勻，以豚脂和如泥，取故布作篆子如人指，長一寸半，以藥塗上，插孔中，日一易。易時宜以豬椒根三兩，煮湯洗，乾拭內藥佳。

### 華佗治陰腫神方

白礬二分（熬）、大黃一分、甘草半分（炙），共搗篩，取棗大綿纏，導陰中，二十日即癒。

### 華佗治陰瘡神方

芎藭、藜蘆、雄黃、丹砂、蜀椒、細辛、當歸各一分，共搗散，取方寸匕，綿裹納陰中。

### 華佗治陰蝕神方

蛇牀子、當歸、芍藥、甘草各一兩，地榆三兩，水五升，煮二升，洗之，日三夜二。更以蒲黃一升、水銀一兩，搗研，敷其上，自癒。

### 華佗治陰冷神方

吳茱萸內牛膽中令滿，陰乾之，歷百日後，取二十七枚綿裹之，齒嚼令碎，納入陰中良久，熱如火。惟須日用無止，庶克有濟。

### 華佗治陰寬神方

兔屎、乾漆各半兩，鼠頭骨二具，牝雞肝二具陰乾百日，共為末，蜜丸如梧子。月初七日合時，著一丸陰頭，令徐徐內入。三日知，十日小，五十日如十五歲童女。

### 華佗治小戶嫁痛神方

甘草三兩、芍藥半兩、生薑十八銖、桂心六銖，以酒

二升，煮三沸，去滓，盡服，神效。

### 華佗治交接輒出血神方

桂心、伏龍肝各二兩，共研末，酒下方寸匕，立止。

### 華佗治交接即痛神方

黃連一兩半，牛膝、甘草各一兩，以水四升，煮取二升，洗之，日四度。

### 華佗治婦人傷於丈夫神方

凡婦人傷於丈夫，其候四體沉重，噓吸頭痛。治用：香豉蔥白各一升、生地黃八兩、生薑四兩、芍藥三兩、甘草二兩、以水七升，煮取二升半，分三服。不瘥重作，慎房事。

### 華佗治童女交接及他物傷神方

患者血出不止，急取釜底墨研胡麻敷之。或燒繭絮灰塗之，或割雞冠取血塗之，均效。

# 卷 七

# 華佗產科秘傳

### 華佗安胎神方[1]

厚朴（薑汁炒）、蘄艾（醋炒）各七分，當歸（酒炒）、川芎各一錢五分，黃耆、荊芥穗各八分，菟絲子一錢（酒泡），白芍二錢（酒炒），羌活、甘草各五分，枳殼六分（麵炒），以水二碗，煎取一碗，臨服時再用貝母去心為末一錢，以藥沖服。

此方功效極偉，凡妊娠七月者，服一劑；八月者，服二劑；九月、十月皆服三劑；臨產服一劑。但凡胎動不安，勢欲小產，及臨產艱危，橫生逆產，兒死腹中，皆可服之，極有奇效。惟預服者空心溫服，保產及臨產者，皆臨時熱服。一劑不足，繼以二劑。如其人虛弱，可加人參三五分，更佳。迨已產後，切忌入口，慎之。

### 華佗治妊娠惡阻神方

患者心中憒悶空煩，吐逆，惡聞食氣，頭眩體重，四肢百節，疼煩沉重，多臥少起，惡寒，汗山，疲極黃瘦。治用：半夏、生薑各三十銖，乾地黃、茯苓各十八銖，橘皮、旋覆花、細辛、人參、芍藥、芎藭、桔梗、甘草各十二銖，以水一斗，煮取三升，分三服。

### 華佗治妊娠嘔吐神方

青竹茹、橘皮各十八銖,茯苓、生薑各一兩,半夏三十銖,以水六升,煮取二升半,分三服,不瘥重合。

### 華佗治妊娠吞酸神方

人參、白朮、半夏、陳皮、茯苓、甘草(炙)、枳實(炒)、神麴(炒)、砂仁(研)各五分,薑引水煎,食後服。

### 華佗治妊娠心痛神方

青竹茹一升、白蜜三兩、羊脂八兩,上三味合煎,食前服,如棗核大三枚,日三。

### 華佗治妊娠腹痛神方

取鮮生地黃三斤、搗碎絞取汁,用清酒一升合煎,減半頓服。

### 華佗治妊娠傷寒神方

石膏八兩、大青、黃芩各三兩,蔥白一升,前胡、知母、梔子仁各四兩,水七升,煮取二升半,去渣,分五服。相去如人行七八里久,再服。

### 華佗治妊娠患瘧神方

常山二兩、黃芩三兩、甘草一兩、石膏八兩、烏梅十四枚,以酒水各一升半,合漬藥一宿,煮三四沸,去滓。初服六合,次服四合,後服二合,凡三服。

### 華佗治妊娠霍亂神方

白朮、紫蘇、條芩各錢半,藿香、橘皮、甘草各一錢,砂仁五分(研),薑棗引,水煎服。

### 華佗治妊娠下痢神方

人參、黃芩、酸石榴皮各二兩,櫸皮四兩,粳米三

合，水七升，煮取二升半，分三服。

### 華佗治妊娠尿血神方

黍穰燒灰，酒服方寸匕，日三。若氣體虛寒者，宜用：桂心、鹿角屑、大豆黃卷各一兩，共搗末，酒服方寸匕，日三服。

### 華佗治妊娠子淋神方

地膚草、大黃各三兩，知母、黃芩、豬苓、芍藥、枳實（炙）、升麻、通草、甘草（炙）各二兩，上十味，以水八升，煮取三升，分三服。

### 華佗治妊娠子癇神方

妊娠臨月，忽憒悶不識人，吐逆眩倒，少醒復發，名為子癇。治用：貝母、葛根、丹皮（去心）、木防己、防風、當歸、芎藭、肉桂、茯苓、澤瀉、甘草（炙）各二兩，獨活、石膏、人參各三兩，以水九升，煮取三升，分二服。貝母令人易產，若未臨月者，升麻代之。

### 華佗治妊娠子煩神方

婦人妊娠時，常若煩悶，是名子煩。方用：竹瀝一升，麥冬、防風、黃芩各三兩，茯苓四兩，以水四升，合竹瀝煮取二升，分三服。不瘥再作。

### 華佗治妊娠子懸神方

婦人妊娠五六月後，胎氣不和，上湊心腹，脹滿疼痛，謂之子懸。治用：紫蘇、橘皮、大腹、川芎、白芍、當歸各一錢，潞黨、甘草（炙）各五分，生薑一錢半，蔥白七寸，水煎，空心服。[2]

### 華佗治妊娠子腫神方

婦人妊娠數月後，面目身體四肢浮腫者，此由胎氣氾

濫，名曰子腫。方用：大腹皮、生薑皮、桑白皮、茯苓皮、白朮、紫蘇各三銖，大棗三枚、水煎湯，別以木香磨濃汁三匙，沖服。

### 華佗治妊娠子滿神方

婦人妊娠至七八月，胎已長成，腹部膨大。逼迫子戶，坐臥不寧，是名子滿。治用：白朮、黃芩、蘇葉、枳殼、大腹皮各一錢半，砂仁五分（研）、甘草三分（炙）、生薑八分，水煎，空腹服。

### 華佗治妊娠子鳴神方

婦人妊娠至七八月時，向高取物，子在腹中，其口與所含之物脫離，逐發聲而號，謂之子鳴。治法不必用藥，但以豆一握，遍撒地上，令婦人俯身拾之，豆盡而病自止。

### 華佗治妊娠漏胞神方

婦人妊娠已達數月，經水猶時時來，是名漏胞。治用：小紅豆五升，種於濕地，令發芽，然後乾之為末，溫酒下方寸匕，日三。得效便停。

### 華佗治胎動神方

用生地黃搗爛取汁，煎沸，入雞子白一枚，攪服，頗效。或服安胎藥（見前）亦佳。

### 華佗治胎動下血神方

阿膠二兩，川芎、當歸、青竹茹各五兩，以水一斗五升，煮銀二斤，取六升，去銀，納藥，煎取二升半，納膠令烊，分三服。不瘥仍作。

### 華佗治數墮胎神方

黃耆、吳茱萸、乾薑、人參、甘草（炙）、芎藭、白

朮、當歸、乾地黃各二兩，共搗散，清酒服一匙半，日再服。加至兩匙為度。或用熟艾五斤，醋煮焙乾為末。木鱉子五枚研細，大赭石二兩，米醋淬七遍。同為末，煮棗肉為丸，梧子大，每服三十丸，米湯飲下。

### 華佗治胎動欲墮神方

當歸、芎藭、阿膠（炙）、人參各一兩，大棗十二枚，以水三升，酒四升，合煮取二升半，分三服。五日一劑，頻服三四劑，無所忌。

### 華佗治頓仆胎動神方

當歸、芎藭、甘草（炙）、阿膠（炙）、開芍藥各二兩，艾葉三兩，乾地黃四兩，以水五升，陳酒三升，合煮取三升，去滓納膠，更上火令膠烊，分三服。日三，不瘥更作。

### 華佗治胎動沖心神方

吳茱萸研末，酒調敷腳心，胎安即洗去。

### 華佗治因驚胎動神方

黃連為末，酒下方寸匕，日三。[3]

### 華佗治墮胎溢血神方

丹參十二兩，以清酒五升煮取三升，分三服，日三。

### 華佗治臨月滑胎神方

牽牛子一兩、赤土一錢，共研末，白榆皮煎湯下，每服一錢。

### 華佗治產難神方

槐枝二升，榆白皮、大麻仁各一升，瞿麥、通草各三兩，牛膝五兩，以水一斗二升，煮取三升半，分五服。

### 華佗治漏胎難產神方

脂麻油半兩、蜂蜜一兩，同入鍋中，煮沸一食頃，溫服，極效。

### 華佗治逆生神方

以鹽塗兒足底，又可急爪搔之，並以鹽摩產婦腹上，即順。[4]

### 華佗治橫生神方

菟絲子為末，酒或米汁服方寸匕，[5]即生。車前子亦效，服如上法。

### 華佗治胎死腹中神方

蟹爪一升、甘草一尺、阿膠三兩，上三味以東流水一斗，先煮蟹爪、甘草，得三升，去滓，次納膠令烊，頓服之。不能分，再服。若人困，拗口納藥，藥入即活。煎藥作東向灶，用葦薪煮之。[6]

### 華佗治胞衣不下神方

牛膝、瞿麥各一兩，當歸、通草各一兩半，桂心二兩，葵子八兩，以水九升，煮取三升，分三服。

### 華佗治產後血暈神方

荷葉二枚（炙）、蒲黃一兩、甘草二兩（炙）、白蜜一匙、地黃汁半升、以水三升，煮取一升，去滓，下蒲黃、蜜、地黃汁，暖服，立瘥。

### 華佗治產後餘血不盡神方

生地黃汁一升，芍藥、甘草（炙）各二兩，丹參四兩，蜜一合，生薑汁半合，以水三升，煮取一升，去滓，納地黃汁、蜜、薑汁，微火煎一二沸，一服三合，日二夜三。

### 華佗治產後惡露不絕神方

澤蘭八分，當歸、生地黃各三分，芍藥十分，甘草六分（炙），生薑十分，大棗十四枚，上七味以水九升，煮取三升。分三服。欲死塗身，得瘥。

### 華佗治產後發熱神方

虎魄一兩、生地黃半斤，將地黃於銀器中炒煙盡，合地上，出火毒，研末。每虎魄一兩，以地黃末二錢勻合，用童子小便，與酒中半，調下一錢，日三服。

### 華佗治產後血不快兼刺痛神方

五靈脂、蒲黃，等份搗成細末，每服二錢。米醋半杯，同熬成膏，再入水一杯，煎至七分，熱服，痛如失。

### 華佗治產後煩悶神方

竹葉、麥門冬（去心）、小麥各一升，甘草一兩（炙），生薑二兩，大棗十四枚，以水一斗，煮竹葉小麥，取八升，去滓，納餘藥，煮取三升，去滓分服。心虛悸，加人參二兩。少氣力，加粳米五合。

### 華佗治產後心痛神方

蜀椒二合，芍藥三兩，半夏、當歸、桂心、人參、甘草（炙）各二兩，生薑汁五合，茯苓二兩，蜜一升，以水九升，煮椒令沸，下諸藥煮取二升半，去滓，下薑汁、蜜等，更煎取三升。一服五合，漸至六合盡，勿冷餐。

### 華佗治產後腹痛神方

當歸、芍藥、乾薑、芎藭各六分，上四味搗散，酒下方寸匕，日三。[7]

### 華佗治產後中風神方

獨活八兩、葛根六兩、生薑五兩、甘草二兩（炙）、以

水六升，煮取三升，分三服，微汗佳。

### 華佗治產後下痢神方

赤石脂三兩，甘草（炙）、當歸、白朮、黃連、乾薑、秦皮各二兩，蜀椒、附子（炮）各一兩，共搗篩，蜜丸如桐子大，酒下二十丸，日三。[8]

### 華佗治產後遺糞神方

礬石（燒）、牡蠣（熬）各等份，搗篩，酒下方寸匕[9]，日三。

### 華佗治產後便秘神方

人參、麻子仁、枳殼（麩炒），共搗篩，蜜和丸，梧子大，每服五十丸，米湯飲下。

### 華佗治產後遺溺神方

白薇、芍藥各一兩，共搗末，酒下一錢，日三。

### 華佗治產後小便數神方

雞肶胵二三具，雞腸三具洗，乾地黃、當歸、甘草、厚朴、人參各二兩，蒲黃四兩，生薑五兩，大棗二十枚，水一斗，煮肶胵及腸、大棗，取七升，去滓，納諸藥，煎取三升半，分三服。

### 華佗治產後淋瀝神方

葵根二兩，車前子一升，亂髮（燒灰）、大黃、桂心、滑石各一兩，通草二兩，生薑六兩，冬瓜汁七合，以水七升，煮取二升半，分三服。

### 華佗治產後虛熱頭痛神方

白芍藥、乾地黃、牡蠣各五兩，桂心三兩，水一斗，煮取二升半去滓，[10]分三服，日三。

### 華佗治產後口噤神方

獨活、生薑各五兩，防風、秦艽、桂心、白朮、甘草、當歸、附子各三兩，葛根二兩，防己一兩，以水一斗二升，煮取三升，去滓分三服。

### 華佗治產後狂語神方

鹿肉三斤，芍藥、獨活、秦艽、黃芩、黃耆、半夏、乾地黃、桂心、芎藭各二兩，生薑六兩，甘草、阿膠各一兩，茯苓、人參各四兩，以水二斗，先煮肉，得一斗二升，去肉，納藥，煎三升，去滓，納膠令烊，分四服，日三夜一。

### 華佗治產後癲狂神方

辰砂二錢（水飛）、紫項地龍一條、乳汁三合，先以乳汁調辰砂，內刮淨地龍沸之，去地龍，[11]入無灰酒一盞，分作三四次服，有效。

### 華佗治產後驚風神方

荊芥穗（焙研）、黑豆（炒焦）各二錢，入醇酒一碗煎數沸[12]，趁熱灌入，立效。

### 華佗治產後搐搦神方

鰾膠一兩，以蛤粉炒焦去粉，搗為散，分三服。煎蟬蛻湯下。

### 華佗治產後風痙神方

甘草、乾地黃、麥門冬、麻黃各十兩，栝樓根、芎藭、黃芩各二兩，杏仁五十枚，葛根半斤，以水一斗五升，酒五升，合煮葛根，取八升，去滓納諸藥，煮取三升，去滓分再服。一劑不瘥，更作。[13]

### 華佗治產後風癱神方

初起者用野薔薇子（須擇大紅色），煮一兩，酒煎服，一次即癒。如日久兩手不能提舉，可用薔薇花四兩、當歸二兩、紅花一兩、陳酒五斤，以各藥納酒中漬數日，隨量飲之，兩料痊癒。

### 華佗治產後蓐勞神方

豬腎一具（剖去脂）、香豉（綿裹）、白粳米、蔥白各一兩，上四味，以水三斗，煮取五升，去滓，任情服之。不瘥更作。如氣體過虛者，可加入人參、當歸各二兩。

### 華佗治產後虛勞神方

鹿肉四斤，乾地黃、甘草、芎藭、黃耆、芍藥、麥門冬、茯苓各二兩，人參、當歸、生薑各一兩，半夏一升，大棗二十枚，以水二斗五升煮肉，取一斗三升，去肉納藥，煎取五升，去滓，分四服，日三夜一。

### 華佗治產後虛冷神方

紫石英、白石英、鐘乳、赤石脂、石膏、茯苓、白朮、桂心、芎藭、甘草各二兩，人參、當歸各三兩，薤白六兩，生薑八兩，大棗二十枚。

先將五石併為末，將各藥以水一斗二升，煮取三升六合，去滓，分六服。

### 華佗治產後盜汗神方

吳茱萸三兩，以清酒三升漬一宿，煮取二升，去滓半分之。頓服一升，日再。間日再作服。

### 華佗治產後自汗神方

豬膏、生薑汁、白蜜各一升，清酒五合，煎令調和，五上五下，膏成，隨意以酒服方寸匕。[14]

### 華佗治產後口渴神方

栝樓四兩，麥門冬（去心）、人參、乾地黃各三兩，甘草二兩（炙），乾棗二十枚，土瓜根五兩，以水八升，煮取二升半，分三服。

### 華佗治產後腰痛神方

敗醬、當歸各六分，川芎、白芍、桂心各六分，水煎，分二次服之，忌蔥。

### 華佗治產後崩中神方

荊芥穗五錢，炒黑煎服，立止。

### 華佗治產後血閉神方

桃仁二十枚（去皮尖），水一碗煎服，極效。

### 華佗治產後血沖神方

血竭、沒藥各一錢，共研極細，童子小便，和酒調服。

### 華佗治產後血痛神方

山楂二兩，水煎濃汁，入糖若干，再煎之，趁熱服下。

### 華佗治產後衄血神方

荊芥穗三錢，炒黑研末，童子小便下，極效。

### 華佗治產後瀉血神方

乾艾葉半兩（炙）、老薑半兩，水煎濃汁，頓服。

### 華佗治產後呃逆神方

白豆蔻、丁香各五錢，共研末。桃仁煎湯下一錢，少頃再服，服盡自癒。

### 華佗治產後食阻神方

白朮五兩、生薑六兩，以水酒各二升，緩火煎取一

升，分二次溫服之。

**華佗治產後嘔吐神方**

赤芍、半夏（製）、澤蘭葉、橘皮（去白）、人參各二
錢，甘草一錢（炙），生薑五分（焙），水煎服。

**華佗治產後心悸神方**

人參、茯苓、麥門冬（去心）、甘草（炙）各三兩，桂
心一兩，大棗五十枚，菖蒲、澤瀉、薯蕷、乾薑各二兩，
搗篩為末，煉蜜棗膏為丸，如桐子大，空腹酒下二十丸，
日三夜一。不知，稍增至三十丸。

**華佗治產後氣喘神方**

人參一兩研末，蘇木二兩，水二碗，煎蘇木約一碗，
調參末服下。

**華佗治產後尿血神方**

小薊根、鮮生地、赤芍、木通、蒲黃、甘草梢、竹葉
各一錢，滑石二錢，燈心草四十九寸（應加「水煎頓
服」）。[15]

**華佗治產後帶下神方**

羊肉二斤，香豉、大蒜各三兩，酥一杯，水煎服。

**華佗治產後玉門不閉神方**

石硫黃（研）、蛇床子各四分，菟絲子五分，吳茱萸六
分，上四味搗散，以湯一升，投方寸匕[16]以洗玉門，瘥
止。

**華佗治產後陰下脫神方**

吳茱萸、蜀椒各一升，戎鹽如雞子大一撮，上三味皆
熬令變色，為末，綿裹如半雞子大，納陰中，日一易。二
十日瘥。方用：皂莢半兩，半夏、大黃、細辛各十八銖，

蛇床子三銖，上五味搗末，用薄絹裹盛，大如指，納陰中。日二易，即瘥。

### 華佗治產後子腸掉出神方

枳殼煎湯洗之，三五日後，自然脫落。惟宜慎避風寒。

### 華佗治產後腸出不收神方

脂麻油二斤，煎熱入盆內，俟溫令產婦坐盆中，則以皂莢尖燒枯去皮，研細末，吹鼻中，作嚏即收。

### 華佗治產後陰癲神方

亦名子宮脫出，用人參二錢，黃耆（炙）、白朮（炒）各錢半，甘草（炙）、陳皮（去白）各一錢，當歸五分，升麻三分，生薑三片，大棗三枚，水煎服。連服三四劑自癒。則以荊芥穗、藿香葉、臭椿樹皮各六七錢，煎湯，時時洗之。

### 華佗治風入產戶神方

大鯉魚一尾（長一尺以上者），漬童子小便內一宿，翌日以文火炙熟，去皮空腹頓服，勿用鹽醋。

### 華佗治產後陰腫神方

羌活、防風各一兩，煎湯薰洗，極效。

### 華佗治產後陰冷神方

五加皮、杜仲各一斤，蛇床子、枸杞子各一升，乳床（即孔公蘗）半升，天門冬四兩，乾薑三兩，乾地黃、丹參各二兩，以絹袋子盛酒二斗，漬三宿，一服五合，日再。稍加一升佳。[17]

# 卷八

# 華佗兒科秘傳

## 華佗治小兒初生不啼神方

凡初生小兒，不能作聲者，乃由難產少氣所致。即取兒臍帶向身卻捋之，令氣入腹。仍呵之至百度，啼聲自發。（此即人工呼吸，兩千年前華佗即發明矣。）

## 華佗治初生小兒口噤不乳神方

赤足蜈蚣半枚，去足，炙令焦，研末。和以豬乳二合，分三四次服之，瘥止。

## 華佗預解小兒胎毒神方

甘草一指節長，炙碎，以水二合，煎取一合，以綿染點兒口中。與以一蜆殼，當吐出胸中惡汁，嗣後俟兒饑渴，更與之，能令兒智慧無病，長生壽考。

## 華佗浴兒神方

兒生三日用，桃根、李根、梅根各八兩，上三味，以意著水多少，煮令三四沸，以浴兒，能除諸瘡。

## 華佗治初生兒無皮神方

小兒初生無皮，但有紅筋，是為受胎未足之證。可將米粉用絹袋包裹，撲小兒周身。數日後，肌膚自能發生。

### 華佗治初生兒驚啼不乳神方

犀角（剉屑）十一分，子芩五分，梔子仁、大黃各十分，虎睛一枚，共搗篩，蜜和丸如梧子大，每服七丸，大小量之。奶母忌熱面。小兒熱風癇，以乳汁或竹瀝研三丸服之，瘥止。

### 華佗治初生兒嘔吐不止神方

人乳二合、蘹蓀茂少許、鹽兩粟米大，上三味，煎三兩沸。牛黃兩米許，研和與服，即瘥止。

### 華佗治初生兒不小便神方

人乳四合、蔥白一寸，二味相和煎之，分為四服，即小便利，神效。

### 華佗治初生兒驚癇神方

鉤藤二分，知母、子芩各四分，甘草（炙）、升麻、沙參各三分，寒水石六分，蚱蟬一枚（去翅炙），蜣螂三枚（炙），上九味搗篩，以好蜜和薄泔，著銅缽，於沸湯上調之，攪不停手[1]，如飴糖。

煎成稍稍別出少許，一日兒噉如棗核大者一枚，日夜五六次，五六日噉三枚，百日兒四枚，二百日至三百日兒五枚，三歲兒噉七枚，以意量之。

### 華佗治小兒驚悸神方

鉤藤、人參、蚱蟬（炙）、子芩各一分，蛇蛻皮三寸（炙），龍齒四分，防風、澤瀉各二分，石膏一兩（碎），竹瀝一併[2]，以水二升，並竹瀝煎取七合，分數次服之，以瘥為度。

### 華佗治小兒夜啼神方

芎藭、防己、白朮各二分，共搗篩為散。和以乳，量

其多少，與兒服之。又以兒母手掩臍中。又以摩兒頭及
脊。二十日兒，未能服散者，以乳汁和之，服如麻子一
丸。

### 華佗治小兒客忤神方

本症之起，為有外人來，氣息忤之。其候為頻吐下青
黃白色，水穀解離，腹痛夭糾，[3]面色變易，雖形似癇
證，但眼不上插耳。

方用：尤膽、鉤藤皮、柴胡、黃芩、桔梗、芍藥、人
參、當歸、茯神、甘草（炙）各一分，蜣螂二分（炙），大
黃四分，以水一升，煎取五合。兒生一日至七日，分取一
合為三服；生八日至十五日，分取一合半為三服；生十六
日至二十餘日，至四十日，盡以五合為三服；十歲亦準
此。得下即止，勿復服也。

### 華佗治小兒症癖神方

牛黃二分，鱉甲（炙）、麥麵（熬）、柴胡、大黃、枳
實（炙）、芎藭各二兩，厚朴（炙）、茯苓、桂心、芍藥、
乾薑各半兩，共搗篩，蜜丸如小豆，日三服，以意量之。

### 華佗治小兒心下生痞神方

芫花、黃芩各四分，大黃、雄黃各十分，上四味，搗
篩為末，蜜和。更搗一千杵。三歲兒至一歲以下，服如粟
米一丸。欲服丸內兒喉中，令母與乳。

### 華佗治小兒痰結神方

芒硝四分（熬）、大黃四兩、半夏二兩、代赭一兩、甘
遂二兩（熬）、巴豆三百枚（去心皮熬）、杏仁一百二十枚，
共搗篩，別搗巴豆、杏仁令如膏，搗數千杵，令相和。如
嫌強，可納蜜少許。百日兒服如胡豆十丸；過百日至一

歲，服二十丸；餘類推。當俟兒大便中藥出為度。若不出，復與如初。

### 華佗治小兒羸瘦神方

芍藥十分（炙令黃）、黃芪、鱉甲（炙）、人參各四分，柴胡八分，茯苓六分，甘草（炙）、乾薑各二分，共搗篩，蜜和為丸，如大豆，服五丸，日二服。

### 華佗治小兒食積神方

生地黃汁、生薑汁各三合，訶黎勒四分研、白蜜一匙、共相和，調勻。分溫服之，微利尤良。

### 華佗治小兒胃痛神方

白羽烏骨雞屎五錢曬乾、松脂五錢、二味共研末，蔥頭汁和丸梧子大，黃丹為衣。醋下五丸。忌生、冷、硬物，三四日立效。

### 華佗治小兒腹痛神方

鱉甲（炙）、鬱李仁各八分，防葵、人參各五分，訶黎勒皮七顆，大黃四分，桑菌三分，上七味搗篩，蜜丸，大小量之。以酒、飲、乳服五丸至十丸。[4]

### 華佗治小兒腹脹神方

甘草（炙）、鱉甲（炙）、柴胡、茯神、子芩各六分，訶黎勒皮十分，檳榔三顆（帶皮研），芍藥、橘皮各三分，生薑、當歸各四分，知母五分，大黃八分，以水一升半，煎取七合，分為數服，得瀉病瘥。

### 華佗治小兒脾疳神方

使君子、藿薈，二味等份研末，米湯飲下一錢。

### 華佗治小兒傷乳神方

大麥麵微炒，水調一錢，服之極效。

### 華佗治小兒斷乳神方

山梔一枚（燒存性）、雄黃、朱砂各二錢，黃丹五分，輕粉、麝香各一分，上六味，搗篩。於伏斷日，趁兒熟睡時，以脂麻油調敷眉上，醒後即不思食乳。

### 華佗治小兒霍亂吐痢神方

茯苓、桔梗、人參各六分，白朮五分，甘草（炙）、厚朴（炙）各四分，水三升，煮取六合，去滓溫服。

### 華佗治小兒霍亂空吐不痢神方

人參六分、生薑四分、厚朴二分（炙）、橘皮一分、兔骨一兩（炙碎），以水一升二合，煎取四合，服之即利。並用杏仁、鹽、皂莢末各少許，麵和如棗核大，綿裹納肛門，便通即去。奶母忌熱麵。

### 華佗治小兒霍亂空痢不吐神方

烏牛菔草（思邈按：菔即蒬耳）一團，生薑、人參各三兩，甜不醋漿水[5]一升半，煎取五合。

### 華佗治小兒乾霍亂神方

甘草四分（炙）、當歸二分、石鹽三分，以漿水一升半，煎取六合，去別以牛黃、麝香各半錢匕[6]研細，蜜半匙相和，以下灌之，即通。奶母忌麵、肉。

### 華佗治小兒吐痢神方

亂髮二分（燒灰），鹿角一分為末，以米飲服一刀圭，日三。

### 華佗治小兒噦氣神方

生薑汁、牛乳各五合，二味合煎，取五合，分二服。

### 華佗治小兒傷寒神方

麥門冬十八銖，石膏、寒水石、甘草各半兩，桂心八

銖，以水二升半，煮取一升半，[7]分三服。

## 華佗治小兒寒熱神方

雷丸二十枚、大黃四兩、黃芩一兩、苦參、石膏各三兩、丹參二兩，以水二斗，煮取一斗半，浴兒。避眼及陰，浴訖以粉粉之，勿厚衣，一宿復浴。

## 華佗治小兒潮熱神方

蜀漆、甘草、知母、龍骨、牡蠣各半兩，以水四升煮取一升，去滓，一歲兒服半合，日再。

## 華佗治小兒溫瘧神方

常山一兩、小麥三合、淡竹葉一升，以水一升半，煮取五合，量兒大小分服。

## 華佗治小兒胎瘧神方

冰糖五錢，每日煎湯飲之，十日自癒。

## 華佗治小兒瘴瘧神方

黃丹二錢，以蜜與水相和服之，冷者酒服。

## 華佗治小兒寒嗽神方

紫菀、杏仁、黃芩、當歸、甘草、橘皮、青木香、麻黃、桂心各六銖，大黃一兩，以水三升，煮取九合，去滓。六十日至百日兒，一服一合半；百日至二百日兒，一服三合。

## 華佗治小兒鹽哮神方

脂麻秸瓦上燒存性，出火毒，研末，豆腐蘸食。

## 華佗治小兒痰喘神方

巴豆一粒，杵爛，綿裏塞鼻。男左女右，痰即自下。

## 華佗治小兒氣痛神方

莪朮一錢，炮熟為末，熱酒下之，自癒。

### 華佗治小兒變蒸神方

小兒生三十二日一變，六十四日再變兼蒸，由是而至五百七十六日，凡經九變八蒸，乃始成人。其所以有此變蒸者，皆為榮其血脈，改其五臟，故一變畢，其情態忽覺有異，其候身熱脈亂汗出，目睛不明，微似欲驚，不乳哺，上唇頭起小白疱，狀如珠，耳冷尻亦冷，單變小微，兼蒸增劇。

治宜先發其汗，方用：麻黃（去節）、大黃各一分，杏仁二分（去皮尖熬令變色），先搗麻黃、大黃為散，杏仁則搗如脂，乃細細內散，又搗令調和訖，納密器中。一月兒服如小豆大一枚，以乳汁和服之，抱令得汗，汗出溫粉粉之，勿使見風，百日兒服如核大，以兒大小量之，癒為度。若猶未癒，乃下之。方用：代赭、赤石脂各一兩，巴豆三十枚（去心皮熬）、杏仁五十枚（去皮尖熬），先搗前二味，為末，次以巴豆、杏仁別搗如霜，又納二味，合搗三千杵，自相和。若硬，入少蜜更搗，密器中盛封之，三十日兒服如麻子一丸，與少乳汁令下喉，食頃後與少乳，勿令多，至日中當少下熱除。若未全除，明旦更與一丸。百日兒服如小豆一丸，以此準量增減。此丸無所不治，惟代赭須真，若不能得，可代以左顧牡蠣。

### 華佗治小兒風寒神方

防風、橘皮各三分，羌活、蘇葉各二分，甘草一分，蟬蛻三枚，蔥白一寸，生薑一片，煎熱服取汗。

### 華佗治小兒狂躁神方

梔子仁七枚、豆豉半兩、水一碗，煎七分，溫服，或吐或不吐，俱立效。

### 華佗治小兒自汗盜汗神方

黃連、牡蠣、貝母各十八銖，搗篩和粉一片，粉兒身，極效。

### 華佗治小兒吐血神方

蛇蛻一枚，燒為末，以乳服之，頗良。

### 華佗治小兒淋瀝神方

蜂房、亂髮、共燒灰，水下一錢，日再。

### 華佗治小兒小便不通神方

車前草一升、小麥一升、上二味，以水二升，煮取一升二合，去滓，煮粥服，日三四。

### 華佗治小兒尿血神方

鵲巢灰，井花水送下，服之自癒。或以甘草煎汁服之，亦效。

### 華佗治小兒遺尿神方

瞿麥、石韋、龍膽、皂莢、桂心各半兩，雞腸草、人參各一兩，共搗末，蜜和丸如小豆大，食後服五丸，日三。加至六七丸。

### 華佗治小兒泄瀉神方

木鱉子一枚，煨熟去殼，加小丁香三粒，共為末。[8] 米糊丸，入小兒臍中，封以膏藥自癒。

### 華佗治小兒下血神方

五倍子搗末，蜜和丸小豆大，米飲下，每服二十丸。

### 華佗治小兒黃疸神方

川黃連、胡黃連各一兩，二味共為末，再以胡瓜一枚，去瓤留蓋，納藥其中，合定後麵裹煨熟，去麵搗成泥，更為丸，如綠豆大。每服三錢，溫水調下。

### 華佗治小兒急驚風神方

連翹（去心研）、柴胡、地骨皮、龍膽草、鉤藤、黃連、枝仁（炒黑）、黃芩（酒炒）、麥冬（去心）、木通、赤苓（去皮）、車前子、枳實（炒）各四分，甘草、薄荷各二分，骨石末八分，燈芯一團，淡竹葉三片，水煎，分數次服。凡急驚初起宜服此劑，如服後痰熱未除，宜使之微泄。

### 華佗治小兒慢驚風神方

胡椒、生薑（炮）、肉桂各一錢，丁香十粒，共搗成細末，以灶心土三兩，煮水極澄清，用以煎藥，約得大半碗，頻頻灌之。再用熟地五錢、人參、當歸、黃耆（炙）、破故紙、棗仁（炒研）、枸杞子各二錢，生薑（炮）、山茱萸、甘草（炙）、肉桂各一錢，再加生薑三片，紅棗三枚，核桃二枚，打碎為引，仍用灶心土二兩，煮水煎藥，取濃汁一茶杯，加附子五錢，煎水摻入，量兒大小，分數次服之。

如咳嗽不止者，加栗殼一錢，金櫻子一錢。如大熱不退，加白芍一錢。泄瀉不止，加丁香六分。只服一劑，即去附子。只用丁香七粒。此方治本病，極有效果。

### 華佗治小兒卒死神方

凡小兒卒死而吐利，不知是何病者。馬矢一丸，絞取汁以吞之，無濕者水煮取汁。

### 華佗治小兒解顱神方

細辛、桂心各半兩，乾薑十八銖，三味為末，以乳汁和敷顱上。乾復敷之，兒面赤即癒。

### 華佗治小兒腮陷神方

烏頭、附子各二錢，雄黃八分，先將前二味去皮臍搗末，次加入雄黃共研，並以蔥白搗汁，和貼患處。

### 華佗治小兒赤眼神方

黃連為末，水調敷足心，甚佳。

### 華佗治小兒斗睛神方

眼珠固而不能動，是為斗睛。方用犀牛黃五分、白附子（炮）、肉桂、全蠍（炒）、川芎、石膏各一錢，白芷、藿香各二錢，共研末，蜜為丸，芡實大。每服一二丸，薄荷湯下。

### 華佗治小兒雀目神方

小兒一至晚間，忽不見物，是名雀目。治用：仙靈脾根[9]晚蠶蛾各五錢，甘草（炙）、射干各二錢五分，以羊肝一枚切開，摻藥二錢紮定。以黑豆一合，米泔一盞，煮熟。分二次送下。（仙靈脾即淫羊藿之古籍別名）

### 華佗治小兒目澀神方

月內小兒，目閉不開，或紅腫羞明，或時時出血，是名目澀。治用：甘草一節，以豬膽汁炙為末，每用米泔水調少許，灌服。

### 華佗治小兒聤耳神方

小兒耳中時有膿汁流出，是名聤耳。以白礬、麝香共研勻，摻耳中，日夜各一次。

### 華佗治小兒耳瘡神方

馬骨燒灰，香油調敷，或用雞屎白曝乾研末，由筒中吹入，均效。

### 華佗治小兒耳爛神方

大棗煅灰存性，與輕粉等份研和，調敷數日，自癒。

### 華佗治小兒鼻疳神方

蘭香藥二錢（燒灰）、銅青五分、輕粉二分，日敷三次，當癒。[10]

### 華佗治小兒鼻蟨神方

小兒鼻下兩道現赤色，有瘡，是名鼻蟨。以熊膽半分，用熱湯化開塗之，極有效。

### 華佗治小兒鼻塞神方

杏仁半兩、蜀椒、附子、細辛各六銖，以釀醋五合，漬藥一宿，明日以豬脂五合，煎令附子色黃，膏成去滓，待冷更以塗絮，導鼻孔中，日再，兼摩頂。

### 華佗治小兒鵝口神方

取父母亂髮洗淨，纏桃枝沾取井花水東向，向日以髮拭口中白乳，以置水中七過，洗三朝作之。或以白鵝屎汁瀝口中，良。

### 華佗治小兒口瘡神方

大青十八銖、黃連十二銖，以水三升，煮取一升五合，一服一合，日再夜一。

### 華佗治小兒口噤神方

鹿角粉、大豆末、二味等份，和乳塗乳上，飲兒。

### 華佗治小兒口中流涎神方

驢乳、豬乳各二升，二味合煎得一升五合，服如杏仁許，三四服瘥。

### 華佗治小兒重舌神方

黃柏以竹瀝漬取汁液，細細點於舌上。或以小紅豆為

末，和醋塗於舌上，亦效。

### 華佗治小兒舌膜神方

凡初生小兒，有白膜一層，包被舌尖或遍及全舌，[11]此名舌膜。急用指甲刮破令出血，以白礬火煅研末，敷於舌上，自癒。

### 華佗治小兒舌筍神方

小兒舌上忽發白疱一粒，名曰舌筍。患此者必不乳而啼哭，不治且死。即用鮮生地絞汁塗患處數次，自癒，如無鮮者，可用乾生地[12]以涼井水浸開，搗爛取汁，亦有效。

### 華佗治小兒舌瘡神方

以桑白汁塗乳與兒飲之，或以羊蹄骨中生髓，和胡粉敷之亦效。[13]

### 華佗治小兒舌腫神方

飲羖羊乳即瘥。或以砂糖內醋中，滿含口中，亦效。

### 華佗治小兒蛇舌神方

小兒之舌，常捲於兩邊口角，此名蛇舌。取木芙蓉根皮，或花葉、搥極融爛，以雞子二枚和勻，煎熱。俟冷，敷心口及臍部，用布紮緊之，極效。或以明雄黃為末，點舌數次，亦佳。

### 華佗治小兒牙疳神方

雄黃一錢、銅青二錢，共為末，調敷。或以膽礬一錢、在匙上煅紅、加麝香少許，研勻敷齒上。

### 華佗治小兒走馬疳神方

石膏、蘆薈、茯苓、生地、天花粉各一錢，黃柏五分，人參三分，甘草三錢（炙），水煎服，數劑必輕。外

用：人中白一錢（煅）、銅綠三分、麝香一分、蚯蚓二條、先以蔥白汁浸，次以火煅，各為細末，敷之立癒。

### 華佗治小兒咽腫神方

升麻、射干、大黃各一兩，水一升五合、煎取八合、一歲兒分三服，以滓敷腫上，冷更暖以敷。大兒以意加之。

### 華佗治小兒喉痺神方

桂心、杏仁各半兩，二味為末，以綿裹如棗大，含咽汁。

### 華佗治小兒唇緊神方

用赤莧搗汁洗之，極效。或以葵根燒灰，酥調塗之。

### 華佗治小兒唇腫神方

用桑木汁塗之，腫自漸消。

### 華佗治小兒頸軟神方

生南星、生附子（去皮臍）各二錢，二味搗末，薑汁調為餅，貼天柱骨上，自癒。〔14〕

### 華佗治小兒臍腫神方

杏仁半兩、豬頰車髓十二銖，上二味，先研杏仁如脂，和髓敷臍中，腫上。〔15〕

### 華佗治小兒臍濕神方

白石脂研極細，再熬令微暖，以粉臍瘡，日三四度。

### 華佗治小兒臍風神方

本症發生，必在兒生七日以內，其候面赤喘啞，臍上起青筋一條，自臍而上沖心口。宜趁其未達心口時，急以艾絨在此筋頭上燒之，此筋即縮下寸許，再從縮下之筋上燒之，則其筋自消。而疾亦告痊。內用薄荷三錢，熬成濃

汁，灌入二三口，不可過多，立癒如神。

### 華佗治小兒落臍瘡神方

小兒落臍之時，臍汁未乾，或因尿液浸沁，或由入浴時未曾將水拭乾，因以成瘡，治用：茯苓一錢，貝母、枯礬、三七各三分，雄黃二分，草紙灰五分，共研末摻臍內，用紙裹之，自癒。

### 華佗治小兒陰偏大神方

取雞翅六莖，燒灰服之，隨卵左右取翮。

### 華佗治小兒核腫神方

青木香、甘草、石膏、甘遂各十八銖，麝香三銖，大黃前胡各一兩，黃芩半兩，水七升煮取一升九合，每服三合，日四夜二。

### 華佗治小兒陰腫神方

孤莖炙搗末，酒下極效。或絞取桑木白汁塗之。或搗垣衣，[16]或以衣中白魚敷之，均效。

### 華佗治小兒陰瘡神方

黃連、胡粉，二物等份研末，以香脂油和敷之。[17]

### 華佗治小兒氣癩神方

木瓜根、芍藥、當歸各一兩，以水二升，煮取一升，服五合，日二。

### 華佗治小兒脫肛神方

文蛤四兩，以水二升，煎腸。入朴硝四兩，通手淋洗，至水冷方止，若覺熱痛，可用熊膽加龍腦化塗之。

### 華佗治小兒吞錢神方

燒火炭末，服方寸匕即出。[18]或以臘月米餳，頓服半升。或濃煎艾汁服之，皆效。

### 華佗治小兒發遲神方

楸葉搗取汁，敷頭上立生。或燒鯽魚灰末，以醬汁和敷之，亦效。

### 華佗治小兒白禿神方

蔓菁子搗為末，以豬脂調塗禿處，久之髮自生。或以芫花與豚脂和如泥，洗去痂敷之，日一度。

### 華佗治小兒禿瘡神方

雄雞屎，陳醬汁，苦酒，和以洗瘡了，敷之。或先洗去其痂，次敷以葶藶子細末。（洗瘡了，即洗瘡完了）

### 華佗治小兒頭瘡神方

苦參、黃芩、黃連、黃柏、大黃、甘草、芎藭各一兩，蒺藜三合，以水六升，煮取三升，漬布拓瘡上，日數遍。

### 華佗治小兒面瘡神方

麻子五升為末，以水和，絞取汁，與蜜和敷之。若有白犬膽，敷之尤佳。[19]

### 華佗治小兒胎熱丹毒神方

初發時赤腫光亮，遊走遍身，故一名赤遊風。首用升麻、葛根、白芍、柴胡、黃芩、梔子各一錢，木通、甘草各五分，以水二碗，煎取一碗，[20]令子母同服。次用：金銀花三錢、牛蒡子（炒）、防風、荊芥、當歸、川芎、白芍、黃芩、連翹各八分，木通、甘草各四分，水煎服，子母共之，甚者加大黃及麻仁。

### 華佗治小兒惡瘡神方

熬豉令黃，為末敷瘡上，不過三敷癒。

### 華佗治小兒浸淫瘡神方

灶中黃土、髮灰，二味各等份為末，以豬脂和敷之。

### 華佗治小兒黃爛瘡神方

四交道中土、灶下土，二味各等份為末。敷之，亦治夜啼。又燒牛屎敷之。亦可滅瘢。

### 華佗治小兒濕癬神方

枸杞根搗作末，和臘月豬脂敷之。或以馬屎洗之，亦效。[21]

### 華佗治小兒鱗體神方

初生小兒，身如蛇皮鱗甲，名曰胎垢。宜用：白僵蠶去嘴為末，煎湯洗之，若加入蛇蛻更效。

### 華佗治小兒熱毒癰疽神方

漏蘆、連翹、白薇、芒硝、甘草各六銖，升麻、枳實、麻黃、黃芩各九銖，大黃一兩，以水一升半，煎取五合。兒生一日至七日，取一合分三服；八日至十五日者，取二合分三服；以後隨小兒出生之日，據前例遞增。

### 華佗治小兒熱癤神方

水銀、胡粉、松脂各三兩，先以豬脂四升，煎松脂，俟水氣盡，下二物，攪至水銀不見，敷之。

### 華佗治小兒風疹神方

麻黃一兩半，獨活、射干、甘草、桂心、青木香、石膏、黃芩各一兩，以水四升，煮取一升。三歲兒分為四服，日再。或以枯礬投入熱酒中，馬尾數條作團，蘸酒塗之，良佳。

### 華佗治小兒瘰癧神方

連翹、獨活、桑白皮、白頭翁、丹皮、防風、黃柏、

淡豆豉、肉桂、秦艽各五錢，海藻一錢五分，搗篩為末，蜜和丸，用燈芯煎湯下。

### 華佗治小兒羊鬚瘡神方

煙膠五錢、羊鬍鬚一撮、輕粉一錢，共為末，濕則乾搽，乾則油調，搽上即瘥。

### 華佗治小兒疥瘡神方

雄黃（研）、雌黃（研）各一兩，烏頭一枚，松脂、亂髮各一雞子許，豬脂一升半，六味和煎之，候髮消烏頭色黃黑，膏成，去滓，敷之。或熱塗之。[22]

### 華佗治小兒水痘神方

柴胡、桔梗各一錢，茯苓二錢，生甘草、黃芩各五分，竹葉十片，燈草一團，水煎服，有痰者加天花粉三分，有食者加山楂二粒，麥芽三分，有火加黃連一分。

### 華佗治小兒發疹神方

元參、金銀花、生地黃各三錢，麥冬、桂枝各二錢，蘇葉、天花粉、甘草各一錢，升麻、黃芩各八分，橘皮三分，以水二碗，煎取一碗，熱服。夏季加青蒿三錢，初生或數月減半。


**按**：本書尚有治痘神方數十則，敝會同人以近來國人，多盛種牛痘，安全穩妥，實較種本痘者萬萬，[23]絕無失事之虞。故雖有神方，亦無所用之，今概從刪節。想讀者諸君，絕不致以妄刪古書相詰責也。

古書保存會同人謹啓

# 卷 九
# 華佗眼科秘傳

### 華佗治虛火目痛神方

凡虛火目痛，其候紅而不痛不澀，無眵無淚。內服用：熟地、茯苓、山藥、山茱萸、丹皮、澤瀉各三錢，白芍、當歸、甘菊花各三錢，柴胡一錢，以水煎服。一劑輕，二劑癒。

外用：生地黃二錢、葳蕤仁五分，漬於人乳半碗中，越宿，再加白礬半分、加水半碗，時時洗之。

### 華佗治有火目痛神方

本症之狀，目紅腫如含桃，淚出不止，酸痛羞明，夜眠多眵。治用：黃連一錢、花椒七粒、白礬三分、荊芥五分、生薑一片，水煎半碗，趁熱洗之。日凡七次，明日即癒。

### 華佗治目腫神方

患者目紅腫而痛，狀如針刺，眵多淚多。治用：柴胡、梔子、白蒺藜各三錢，半夏、甘草各一錢，水煎服。一劑，即可奏功。

### 華佗治眼暴腫痛神方

決明子一升、石膏（研）、升麻各四兩，梔子仁一升，

地膚子、茺蔚子各一兩，苦竹葉、甘藍葉各一升，芒硝二分，車前草汁一升二合，麥冬三升，以水二斗，[1]煮竹葉取七升二合，去滓，納諸藥，煮取四升，分為四服。每服相去，可兩食間，再服為度。

小兒減藥，以意裁之。

### 華佗治眼赤神方

蕤仁、黃芩、梔子仁、黃連、秦皮各二兩，竹葉一升，以水五升，煮取一升六合，分三服。外用：淡竹葉五合、黃連四枚、青錢二十文、大棗二十枚（去皮核）、梔子仁七枚、車前草五合，以水四升，煮取二升，日洗眼六七次，極效。

### 華佗治肝熱眼赤神方

黃連、秦皮各三兩，以水三升，煮取一升五合，去滓，食後溫服。分二次，如人行七八里。

### 華佗治目赤累年神方

胡粉六分、蕤仁四分、先研蕤仁使碎，納胡粉中，更熱研。又搗生麻子為燭，燃使著。別取豬脂肪於燭焰上燒使脂流下，滴入蕤仁、胡粉中。更研攪使均如餳，以綿纏細杖子，納藥內。承軟點眼兩眥，藥須臾冷，還於麻燭上燒而用之。

### 華佗治目中起星神方

白蒺藜三錢，水煎汁。日洗眼七八次，三日即除。

### 華佗治風眼下淚神方

雞舌香二銖、黃連六銖、乾薑一銖、蕤仁一百枚、礬石、二銖（熬），共搗為末，以棗膏和丸如雞距，以注眼眥。忌豬肉。

### 華佗治目中風腫神方

礬石二錢（熬末），以棗膏和如彈丸，以揉目上下，食頃止。日三。

### 華佗治眼暗不明神方

防風、細辛各二兩，芎藭、白鮮皮、獨活各三兩，甘草（炙）、橘皮（去脈）各二兩，大棗二七枚（去核），甘竹葉一升，蜜五合，以水一斗二升，煮取四升，去滓，下蜜，更煎兩沸，分為四服。

### 華佗治眼中息肉神方

驢脂、石鹽，二物和勻，以之點眥，即瘥。

### 華佗治眼珠脫出神方

越燕矢、真丹、乾薑各等份，共搗為細粉，以少許點之，良妙。

### 華佗治眼珠縮入神方

以老薑一塊，燒極熱，敷於眉心即癒。

### 華佗治風眼赤爛神方

宣黃連半兩（去鬚），大棗肉三七枚（去核），杏仁五十粒（不去皮尖），腦子一字。以雪水一升，沙鍋內文武火煮，留一盞許，窨三七日，以銅箸點。食後臨臥，日可三四次點之。

### 華佗治火眼赤爛神方

艾葉燒煙，以碗覆之，俟煙盡，由碗上將煤刮下，溫水調化，洗眼即瘥。若入以黃連尤佳。

### 華佗治爛弦風神方

枯礬一兩、銅青三錢，共研成末，沸水溶之，俟澄清後，取以點洗極效。

### 華佗治眥爛多膿神方

乾薑、決明子、礬石、蕤仁、細辛、黃連、戎鹽各六銖，銅青三銖，以水少許漬一宿，翌晨以白蜜八合和之，著銅器中，綿蓋器上，著甑中，以三斗麥屑蒸之，飯熟藥成，去滓；以新死大鯉魚膽二枚，和納藥中；又以大錢七枚，常著藥底，兼常著銅器中，竹簪綿裹頭，以注目眥，晝夜三四，不避寒暑，數著藥訖。又以魚膽和好，覆藥器頭，勿令氣泄。

### 華佗治瞼腫如粟神方

俗名偷針眼，取生南星、生地黃各等份，同研成膏。貼二太陽穴，腫自漸消。

### 華佗治瞼腫如瘤神方

俗名櫻桃核，即以櫻桃核摩擦，瘤自漸消。

### 華佗治睛上生暈神方

取大鯉魚膽滴銅鏡上陰乾，竹刀刮下，點入少許，暈自漸消。

### 華佗治黑子障目神方

雞子二枚，蒸熟去殼，與桑寄生同入水中煮之，略和以砂糖，食之數次，自癒。

### 華佗治失明神方

青羊肝一具，去上膜，薄切之，以新瓦盆子未用者淨拭之，內肝於中，炭火上炙令極燥，脂汁盡取之。別搗決明子半升，蓼子一合，熬令香，下篩三味合和，[2] 更篩，以飲汁，食後服方寸匕，漸加至三匕。不過兩劑，能一歲復，可夜讀書。

### 華佗治青盲神方

以豬膽一枚，微火煎之，丸如黍米，納眼中，食頃。內服用：黃牛肝一具、土瓜根三兩、羚羊角屑三升、蕤仁三兩、細辛六兩、車前子一升、六味藥，合肝於瓶中，春夏之月封之十五日，冬月封之二十日，出曝乾，搗下篩，酒服方寸匕。[3]

### 華佗治雀目神方

老柏白皮四兩，烏梅肉二兩（熬），細辛、地膚子各四兩，搗篩為散，每食後清酒服二方寸匕。日三四服瘥。又於七月七日，九月九日，取地衣草，淨洗陰乾末之，酒和服方寸匕，日三服，一月即癒。

### 華佗治白翳神方

珊瑚、琥珀、玉屑、曾青、紫貝、朱砂、伏雞子殼（去白皮）七味各等份，研重篩為散。仰臥，以米許置翳上，四五度。

### 華佗治赤翳神方

熊膽五分，以淨水略調，去盡筋膜、塵土，加冰腦一分，研勻。癢則加生薑粉少許，紙捲點眼。

### 華佗治障翳神方

秦皮、黃柏、黃連、黃芩、決明子、蕤仁各十八銖，梔子七枚，大棗五枚，以水二升漬煮，取六合，澄清。仰臥洗，日一。

### 華佗治目眯神方

豬膏如半雞子大，裹鼻孔中，隨眯左右著鼻中以嗡之，即便仰臥，須臾不知眯處。

### 華佗治目癢神方

煎成白鹽三匙，烏鰂魚骨四枚（去甲），二味以清酢漿水四升，煎取二升，澄清。每旦及晚洗眼，極效。

### 華佗治目澀神方

於上巳，或端午日採取青蒿花或子，陰乾為末，每次用井花水空腹下二錢，久服自癒。

### 華佗治目睛擊傷神方

煮羊肉令熟，熨勿令過。熟豬肝亦得。

### 華佗治物傷睛突神方

如目系未斷者，即納入，急搗生地黃棉裹縛之，切要避風。

### 華佗治瞳人反背神方

蜜蒙花、蟬蛻、白菊、鬱李仁、生石膏、生草決明、石決明、甘草、穀精草、白礬各四錢，百部二錢，珍珠四分，共為末，煮服。若即發冷者，其光必轉。若光未盡轉，再服一劑必癒。

### 華佗治畏日羞明神方

石決明、黃菊花、甘草各一錢，水煎冷服。

### 華佗治拳毛倒睫神方

平晨日未出之際，令一眼明人把鑷子拔之，去倒睫毛，勿使毛斷，連根去之。下手十減八九，疼痛立止。至夜點千歲藟（陸機《草木疏》名苣瓜）汁，三五日將息，方得平復。忌風寒日月光，及煙火房室五辛。

### 華佗治麥芒入目神方

取生蟢蛛以新布覆目上，將生蟢蛛從布上摩之，芒出著布，良。

### 華佗治竹木入目神方

以書中白魚和乳汁注目中，良。

### 華佗治沙石入目神方

以雞肝搗爛塗之，極效。

### 華佗治石灰入目神方

先以芸薹油洗滌，更滴入糖水少許，不久自癒。（芸薹即油菜）

### 華佗治鹹水入目神方

以清水洗滌眼部自癒。若用新鮮牛乳點之，尤效。

### 華佗治飛絲入目神方

雄雞冠血滴入目中，見有紅絲，即捲去之，此方極效。

### 華佗治雜物入目神方

新桑根皮洗淨搗爛，入眼撥之，極良。

# 卷　十

# 華佗耳科秘傳

### 華佗治耳聾神方

巴豆、杏仁各七枚，戎鹽兩顆，[1]生地黃極粗者長一寸半，頭髮雞子大燒灰；上五味治下篩，以綿薄裹納耳中，一日一夜，若小損即去之，直以物塞耳中，俟黃水及膿出，漸漸有效，不得更著。一宿後更內，一日一夜還去之，依前。

### 華佗治暴聾神方

細辛、菖蒲、杏仁、麴末各十銖，和搗為丸，乾即著少豬脂，取如棗核大，綿裹納耳中，日一易。小瘥，二日一易。夜去旦塞。

### 華佗治久聾神方

蓖麻子五分，杏仁四分，桃仁四分（去皮尖熬），巴豆一枚（去皮熬），石鹽三分、附子（炮）、薰陸香各一分，磁石（研），菖蒲各四分，蠟八分，通草二分，松脂二兩半，先搗菖蒲、石鹽、磁石、通草、附子、薰陸香成末。別搗蓖麻子等四味，乃納松脂蠟、搗一千杵，可捻作丸，如棗核大。綿裹塞耳中，日四五度，抽出別捻之。三日一易，以瘥為度。

### 華佗治風聾神方

生雄鯉魚腦八分，當歸、菖蒲、細辛、白芷、附子各六銖，先將各藥搗末，次以魚腦合煎，三沸三下之，膏香為成，去滓候冷。以一棗核大納耳中，以綿塞之，取瘥。

### 華佗治腎虛耳聾神方

鼠膽一具，龍齒一方，龍腦、麝香、朱砂各一分，乳香潮腦各半分，研成極細末，人乳為丸，大如桐子，裹以絲綿，塞入耳中，以不可受而止。三日後取出、耳聰，永不復聾。

### 華佗治病後耳聾神方

菖蒲根一寸、巴豆一粒（去皮心）、二物合搗篩，分作七丸，綿裹，臥即塞，夜易之，十日自癒。

### 華佗治耳鳴神方

當歸、細辛、芎藭、防風、白芷各一銖，共為末，以鯉魚腦八兩合煎，三上三下，膏成去滓，取棗核大灌耳中，且以綿塞耳孔。

### 華佗治耳痛神方

菖蒲、附子各一分，二味為末，以麻油調和，點耳中，痛立止。

### 華佗治耳癢神方

生烏頭一枚，削如棗核大塞入耳內，日換數次，三五日即癒。

### 華佗治耳腫神方

栝樓根削可入耳，以臘月豬脂煎之，三沸。冷以塞耳中，取瘥。日三作，七日癒。

### 華佗治耳定神方

取十大功勞葉，剪取葉尖，瓦上煅灰研細，加冰片研勻，吹入耳中，自癒。

### 華佗治聤耳神方

菖蒲一兩，狼毒、附子（炮）、磁石（燒）、礬石（熬）各一兩，共搗篩；以羊髓和如膏，取棗核大塞耳，以瘥為度。

### 華佗治纏耳神方

取舊竹之經蟲蛀蝕者，研為細末，加麝香少許，和勻，吹入耳中，極神效。

### 華佗治耳痔神方

硇砂一錢，輕粉、雄黃各三錢，龍腦五厘、研細和勻，水調濃，用穀草細根咬細如毛，蘸點患處。並用：梔子、川芎、熟石膏、當歸、牛蒡子、柴胡、白芍（酒炒）、丹皮、甘草各二錢，黃芩、黃連各五錢，水煎，食後服。二劑當癒。

### 華佗治耳中有膿神方

吳白礬八分（燒汁盡）、麻勃（思邈按：即大麻花）一分、青木香二分、松脂四分，上四味搗末，先消松脂，後入藥末，可丸如棗核，淨拭以塞耳中，取瘥。

### 華佗治耳爛有膿神方

橘皮一錢、燈心一錢（燒灰）、龍腦一分，共為末，和勻吹耳中，極效。

### 華佗治耳中膿血神方

鯉魚腦一枚，鯉魚腸一具洗淨細切，鯉魚䰼三枚，烏麻子一升（熬令香）。先搗麻子使碎，次用餘藥搗為一家，

納器中微火熬，暖布裹敷耳，得兩食頃開之，有白蟲出。
更作藥。若兩耳並膿出，用此為一劑，以敷兩耳。若止一
耳，分藥為兩劑，不過三敷便瘥，慎風冷。[2]

### 華佗治耳中出血神方

生地一兩、麥冬一兩、水二碗，煎取一碗，食後頓
服。外用麝香一分、沉香三分、白礬一錢、糯米五十粒，
共為末，糊丸梧子大，薄綿裹之，如左耳出血塞右鼻，右
耳出血塞左鼻，兩耳出血塞兩鼻。

### 華佗治凍耳成瘡神方

生薑絞取汁，熬膏塗之。忌用火烘，湯泡，犯之者則
肉死。

### 華佗治耵聹堆積神方

搗自死白項蚯蚓，安蔥葉中，用麵封頭，蒸令熱，[3]
並化為水、以汁滴入耳中，滿即止。不過數度，即挑易
出，瘥後髮裹鹽塞之。

### 華佗治耳內濕瘡神方

蛇床子、黃連各一錢，輕粉一分，共研末，和勻吹
之。

### 華佗治水銀入耳神方

以黃金或金飾器枕耳，自出。

### 華佗治百蟲入耳神方

以雞冠血滴入耳中，即出。或搗韭菜汁灌耳中，亦效。

### 華佗治蜈蚣入耳神方

以木葉裹鹽炙令熱，以掩耳上，即出。冷復易之，或
炙豬肉掩耳自出。

### 華佗治蚰蜒入耳神方

熬胡麻搗之成末，盛葛囊中枕之，蟲聞香則自出。或以牛酪灌滿耳即出，出當半銷。若入腹中，空腹食好酪一二升，即化為黃水而出。不盡更作服。

### 華佗治螞蟻入耳神方

燒鯪鯉甲末以水和灌之即出，或炙豬脂安耳孔邊，蟲自出。

### 華佗治飛蛾入耳神方

先大嗡氣，仍閉口掩鼻呼氣，其蟲隨氣而出。或用醬汁灌入耳中亦效。又可擊銅器於耳傍。

### 華佗治壁虎入耳神方

秦椒末一錢，醋半盞浸良久，少少灌耳中，自出。或以雞冠血滴入耳中，亦效。

### 華佗治蚤虱入耳神方

菖蒲末炒熱，盛以葛囊，枕之，蟲自出。

### 華佗治床虱入耳神方

緊閉口目，以一手掩鼻孔，一手掩其餘一耳，力屏其氣，蟲自出。或用香油潯耳，亦效。

### 華佗治蛆蟲入耳神方

杏仁搗如爛泥，取油滴入耳中，非出即死。

### 華佗治水入耳神方

以薄荷汁點之，立效。

### 華佗治耳中有物不可出神方

以麻繩剪，令頭散，敷好膠著耳中物上粘之，令相著，徐徐引之令出。

# 卷十一
# 華佗鼻科秘傳

### 華佗治鼻中息肉神方

通草、細辛、蓯仁、雄黃、皂莢（去皮子）各一分，白礬二分（燒），礜石三分（泥裏燒半日研）、藜蘆（炙）、地膽（熬）、瓜蒂各三分，巴豆（去皮）十枚，藺茹、地榆各三分，上十三味搗篩，以細辛、白芷煎湯，和散敷息肉上。又以膠清和塗之，取瘥。

### 華佗治鼻窒塞不通神方

白芷、當歸、芎藭、細辛、辛夷、通草、桂心、薰草各三分，上八味以苦酒漬一宿，用豬膏一升煎之，以白芷色黃為度。膏成去滓。取少許點鼻中，或綿裹納鼻中，瘥止。

### 華佗治鼻塞多清涕神方

細辛、蜀椒、乾薑、芎藭、吳茱萸、皂莢（去皮尖）、附子各三兩，豬膏一升三合，先將各藥漬苦酒中一宿，次以豬脂煎之，候附子色黃為止，膏成去滓。俟凝，以綿裹少許，導鼻中，並摩頂。

### 華佗治鼻癩神方

甘遂、通草、細辛、附子（炮）各一分，上四味搗成

末，以白雄犬膽丸少許，納鼻中瘥。

### 華佗治肺寒鼻癰神方

棗肉二升取膏，杏仁（去皮尖研）、酥、薑汁、蜜、餳糖各一升，上六味依常微火煎，每服一匙，瘥止。

### 華佗治鼻痛神方

以油塗鼻內外。或以酥潤之，亦得。

### 華佗治鼻聾神方

鼻聾者，謂不聞香臭也。治用：細辛、白芷、羌活、防風各五分，芎藭、當歸、橘皮、桔梗、茯苓各一錢，薄荷三錢，生薑三片，水煎服，立效。

### 華佗治鼻淵神方

馬兜鈴五錢，麻黃三錢，五味子、甘草各一錢，以水二碗煎取一碗，加黑砂糖少許，[1]臥時溫服，即癒。如服藥罔效者，惟灸眉心穴五壯自癒。[2]

### 華佗治鼻衄神方

生地黃八兩，黃芩一兩，阿膠、甘草各二兩，柏葉一把，以水七升，煮取三升，去滓納膠，煎取二升半，分三服。外用：蝸牛一枚（焙乾）、烏鰂骨五分，共研細末，吹入鼻中，神效。

### 華佗治鼻瘡神方

黃芩、半夏各二錢，天冬、麥冬、五味子各一錢五分，杏仁一錢，甘草五分，用水二盅，加生薑三片，煎八分，食後服。外用：軟石膏一兩（煅）、黃連二分、辰砂五分、龍腦二分，共研成細末，和勻，送入鼻孔內，日三五次，立效。

### 華佗治鼻疔神方

蟾酥二錢（酒化）、輕粉五分、枯白礬、寒水石（煅）、銅青、膽礬、乳香、沒藥、麝香各一錢，雄黃二錢，朱砂三錢，蝸牛二十一枚，先將各藥搗末，於端午日午時，在淨室中，先將蝸牛研爛，同蟾酥和勻稠黏，方入各藥共搗勻，丸如綠豆大。每服三丸，熱酒下，覆被安臥，汗出為效。

如鼻外發腫，可用：陳墨一兩，蟾酥、膽礬、血竭各三錢，朱砂二錢，麝香一錢五分，共為末，以涼水調成錠。臨用以涼水磨如墨，以筆蘸藥塗之。

### 華佗治鼻痔神方

鼻痔生於鼻內，形如石榴子，漸大而下垂，令人氣不通暢。治用：辛夷六分，黃芩、梔子、麥冬、百合、知母、石膏各一錢，升麻三分，甘草五分，枇杷葉三片[3]，以水二碗，煮取一碗，[4] 食後服。外用硇砂一錢，輕粉、雄黃各三分，龍腦五分，共為細末，用草梗咬毛，蘸點痔上，日五七次，漸化為水。

### 華佗治酒渣鼻神方

麻黃、麻黃根各二兩，以頭生酒五壺，重湯煮三炷香，露一宿。早晚各飲三五杯。至三五日出膿成瘡，十餘日膿盡，膿盡則紅色退，先黃後白而癒。

# 卷十二

# 華佗齒科秘傳

### 華佗治牙疼神方

巴豆十枚（去心皮熬研如膏）、大棗二十枚（取肉）、細辛一兩，先將細辛研末，和前二味為丸，以綿裹著所痛處咬之。如有涕唾吐卻，勿咽入喉中，日三，瘥。

### 華佗治齒疼神方

附子一分，胡椒、蓽撥各二分，共搗末，著齒疼上。又以散用蠟和為丸，置齒疼孔上，瘥止。

### 華佗治齒痛神方

芎藭、細辛、防風、礬石（燒令汁盡）、附子（炮）、藜蘆、莽草，上七味各等份為末，以綿裹彈丸大，酒漬，熨所患處含之，勿咽汁。又將木鱉子去殼，研細入蓽撥同研勻，隨左右鼻內嚙之。每用一豆許，奇效。

### 華佗治風火牙痛神方

白芷焙末，蜜丸，朱砂為衣。每服一粒，荊芥湯下。

### 華佗治陰虛牙痛神方

生附子研末，口津調敷兩足心，極效。

### 華佗治腎虛牙痛神方

破故紙二兩、青鹽五錢，炒研擦牙，神效。

### 華佗治蟲蝕牙痛神方

雄黃末以棗膏和為丸，塞牙孔中，以膏少許，置齒，燒鐵篦烙之，令徹熱，以瘥止。

### 華佗治風齒根出神方

先以石黛五分，細辛、棘刺、菖蒲、香附子、當歸、青木香、胡桐律、乾薑各四分，青葙子六分，共搗為散，以半錢匕，綿裹，[1] 就齒痛處含之，勿停，瘥止。再以：苦參八分，大黃、黃芩、枳實、地骨皮各六分，玄參、黃連各八分，搗為散，蜜和小丸。食後少時，以漿水服一十五丸，日再取。至二十丸，增減自量之。忌蒜、麵、豬肉。

### 華佗治牙根腫痛神方

山慈姑枝根煎湯，漱吐極效。

### 華佗治齒根欲脫神方

取生地黃搗，以綿裹貼齒根，常含之甚妙。

### 華佗治牙痛面腫神方

蒴藋五兩以水五升煮取四升去滓，蜀椒、吳茱萸、獨活、烏賊魚骨[2]、桃膠各一兩，桂心半兩，酒一合，先將蜀椒等六味，以水二升，煮取八合，投蒴藋汁及酒更煎取一小升，去滓含之，就病。日三，以瘥止為度。

### 華佗治齒齦腐爛神方

生地黃一斤、食鹽二合，二物搗和成團用濕麵包煨令煙盡，去麵入麝香一分研勻，日夜貼之，不久自癒。

### 華佗治齒齦黑臭神方

苦參煎湯，漱口，續用數日，必有奇效。

### 華佗治蠹齒神方

蠹齒者，是蟲蝕齒至齗，膿爛汁臭，如蝕之狀，故謂之蠹齒。治法於五月五日，乾蝦蟆燒灰，石黛（思邈按：石黛疑是黑石脂）、甘皮（思邈按：甘皮即柑皮）各等份，搗末，以敷齒上，[3] 取瘥。或以：細辛、當歸、甘草（炙）蛇床子各一兩，青葙子三兩，上五味搗，以綿裹如大豆，著齒上，日三，勿咽汁，瘥止。亦奇效。

### 華佗治齲齒神方

五月五日蝦蟆（燒作灰）、石黛、甘皮、細辛、白雞屎、麝香、乾薑、薰黃（靜山按：薰黃即雄黃），上八味各等分，以薄綿裹少許，內蟲齒孔中，日三易之，瘥。或用：白附子、知母各一分，細辛五分，芎藭三分，高良薑三分，上五味末之，以綿裹少許，著齲上，勿咽汁。日二三次，亦效。

### 華佗治齲齒根腫出膿神方

白礬（燒）、熊膽各一分，蟾酥、雄黃、麝香各半分，上為散，每用半錢，敷牙根。

### 華佗治風齒神方

蜀椒二十粒，枳根皮、莽草、細辛、菖蒲、牛膝各二兩，上六味，以水四升煮取二升，去滓細細含之，以瘥為度。未瘥更作，取瘥。又單煮獨活一味，含之良。

### 華佗治風齒口臭神方

芎藭、當歸各三兩，獨活、細辛、白芷各四兩，以水五升，煮取二升，去滓含，日三五度，取瘥。

### 華佗治牙齒風齲神方

鬱李根白皮四兩、細辛一兩、鹽一合，以水四升，煮

取二升半，去滓，納鹽含之，取瘥。

### 華佗治風沖牙齒動搖神方

芎藭、薏苡根各三兩，防風二兩，細辛一兩，以水六升，煮取三升，去滓含漱，日三五度。

### 華佗治齒痛有孔神方

莨菪子數粒，內齒孔中，以蠟封之，即瘥。

### 華佗治牙齒挺出神方

羊腎脂、泔澱各二合，牛糞絞取汁一合，甘草半兩生用末之，青黛、熏黃各半兩末之，上六味相和，銅器中微火煎五六沸，取東引桃枝如箸大六枝，以綿纏頭，點取藥，更互熱，烙齒齗際。隔日又烙之，不兩三日，看好肉生，以瘥乃止。欲烙時，淨刮齒牙根上，然後為之。不爾肉不生。十餘日，忌生冷，酢、酒、肉、陳臭，一年禁油。

### 華佗治牙齒脫落神方

青黛二兩、雄黃、朱砂、莨菪子（熬）、青礬石、黃礬石、白礬石並燒令汁盡，附子（炮）、苦參、甘草（炙）、藜蘆（炙）、細辛、麝香（研）各一兩，搗篩為散，以薄棉裹如棗核大，著患處，日三，瘥止。

### 華佗治齒間出血神方

竹葉濃煮，著鹽含之，冷吐。或以童子小便溫含之，冷吐，血即止。

### 華佗治齒血不止神方

刮生竹皮，以苦酒漬之，令其人解衣坐，使人含嗳其背，三遍。仍取竹茹濃煮汁含之漱咽，終日為之。或用礬石一兩燒末，以水二升煮之。先拭血，乃含之。

### 華佗治牙縫出膿神方

明雄黃二兩為末，用脂麻油四兩調勻，含漱片時，吐出再漱，數次即癒。

### 華佗治牙宣神方

先用白蒺藜一兩為末，煎湯，入食鹽一撮漱之。次用生玄胡索為末，敷患處。

### 華佗治牙癰神方

先以大黃一斤、白芷十兩，共為末，水丸之，每服三五錢。五更時用連鬚蔥大者十餘根，陳酒一碗，煮蔥爛，取酒送藥，覆被取汗，汗過二三時。行一二次立效。別以治鼻疔蟾酥丸（見十一卷）含之。

### 華佗治牙疔神方

牙縫中腫起一粒，痛連腮項，或兼麻癢，或破流血水，異於常症，是為牙疔。用竹籤挑破，以見鮮血為度，搽以、朱砂、硇砂、白礬（煅）、食鹽（煅），等份研勻之細末。更用蟾酥丸含之，或服之，自癒。

### 華佗治攢齒疳神方

攢齒疳，為牙根肉內，攢出骨尖如刺而作痛也。小兒多有之。用披針刺開好肉，取出本牙。如出血不止，以濕綿紙換貼二次，自止。

### 華佗治走馬疳神方

先以鹽湯漱口，次以人參、茯苓各三錢為末，同米二碗，煮成稀粥，食之以養胃氣。更以：牛黃、黃連、大黃（酒蒸）、木香、青黛各等份為末。用淡竹葉、薄荷煎湯調服，以消府熱。

外用手術法，取去腐肉，納見紅肉，流血，鮮者為

吉。如頑肉不脫，腐黑復生，牙落無血，臭穢不止，身熱不退者，俱為不治之症。外搽藥用：牛黃五分、珍珠、人中白、琥珀、胡黃連、乳香、沒藥各一錢，兒茶二錢、硼砂五分、冰片三分，共為末摻用。

### 華佗治青腿牙疳神方

本症因兩腿上有青色斑紋如雲，其毒上攻，遂致牙根腐爛，甚或洞頰。治法宜急用磁鋒劃破腿上腫處，使毒血湧出，外貼以牛肉片。日易數次，取瘥為止。

### 華佗治牙疏陷物神方

蚯蚓泥，水和成團，煅赤研末。臘月豬脂調敷，日三次。

### 華佗固齒神方

青鹽二兩、白鹽四兩，以蜀椒四兩煎汁，拌鹽炒乾。日用擦牙，永無齒疾。

### 華佗除去痛牙神方

鳳仙花種子研成末，入信石少許，點於痛牙根上，取除極易。

# 卷十三
## 華佗喉科秘傳

### 華佗治喉痹神方

喉痹者，喉裏腫塞痹痛，水漿不得入也。治用：馬藺根一升，升麻、玄參各三兩，瞿麥、通草、犀角屑各二兩，射干十兩，以水八升，煮取二升，去滓，細細含咽。一日令盡，得破膿。

### 華佗治喉痹口噤神方

草烏頭、皂莢，等份為末，入麝香少許，入牙並嗜鼻內，牙關自開。

### 華佗治急喉痹神方

豬牙皂、白礬、黃連各等份，瓦上焙乾為末，以藥半錢吹入喉中。少頃，吐出膿血，立癒。

### 華佗治客熱咽痛神方

風邪客於喉間，氣鬱成熱，故為痛也。方用：薄荷、防風、玄參、甘草、片芩（酒炒）、梔子各五分，桔梗、連翹各一錢，大黃（酒炒）、芒硝、牛蒡、荊芥各七分，水煎，食後溫服。

外用：寒水石半兩煅紅、硼砂、牙硝、朱砂各一錢，龍腦五分，共為細末，摻入喉中，每次一錢。

### 華佗治客寒咽痛神方

寒氣客於會厭，卒然如痙，是為寒氣與痰涎凝結咽喉之間，宜以甘辛溫藥治之，忌寒涼。方用：母薑汁一升，酥、牛骨髓各一升，桂心、秦椒各一兩，防風一兩半，芎藭、獨活各一兩六銖，共為末，內薑汁中，煎取相淹濡，下酥髓等合調，微火三上三下，煎。平旦溫清酒一升，下膏二合，即細細吞之，日三夜一。

### 華佗治咽痛失音神方

栝樓一枚、白僵蠶半兩（去頭炒）、甘草二兩（炙），共為細末，每服三錢，溫酒或生薑自然汁調下。或用綿裹含化。咽津亦得，日兩三服。

### 華佗治咽喉妨悶神方

喉間痰氣結聚成核，久而不散，則生燥濇。凡婦人多鬱者恆患之。治用：厚朴（薑汁炙）、赤苓、紫蘇葉各一兩，半兩一兩半（薑製），每服三錢，入生薑三片同煎，食後溫服。

### 華佗治喉腫神方

豉一升半、犀角屑一兩、羚羊角屑一兩、芍藥三兩、升麻四兩、杏仁一兩（去皮尖）、甘草二兩（炙）、梔子七枚，以水七升，煮取一升半，去滓，分三服。忌海藻、菘菜。

### 華佗治喉痛神方

敗筆一枝燒屑，椰漿飲服一方寸匕，[1]良驗。或用龍腦三分、僵蠶五厘、硼砂二錢半、牙硝七錢半，共研細末，吹患處，立效。

### 華佗治喉閉神方

鴨嘴膽礬研細，以釅醋調灌，藥下咽後，即吐出膠痰，其症自瘥。

### 華佗治喉瘡神方

生地黃五兩，青竹茹、玄參、雞蘇各二兩，茯苓、升麻、麥門冬（去心）各三兩，以水八升，煮取二升五合，去滓，分三次服之。每次如人行七八里。忌生冷、熱麵、炙肉、油酢。

### 華佗治喉風神方

天南星三十枚，大半夏、白礬、白鹽、防風、朴硝各四兩，桔梗二兩，甘草一兩，大梅實一百枚（擇七分熟者），先將硝鹽水漬一伏時，然後將各藥研碎，方將梅實置於水，淹過三指為度。浸七日取出曝乾，又入水中浸透曝之，俟藥水乾為度。

方將梅子入磁罐封密，如霜衣白癒佳。用時綿裹含口中，徐徐咽汁下，痰出即癒。

### 華佗治實火喉蛾神方

山豆根、黃連、半夏、柴胡、甘草、桔梗、天花粉各二錢，水煎服，二劑自癒。

### 華佗治虛火喉蛾神方

本症與前症之區別，前症係為口燥舌乾而開裂，本症則口不甚渴，舌滑而不裂。前症晨重夜輕，本症則反是。症候不同，治法自異。法宜引火歸原，火勢既除，病自消亡。

方用：熟地黃、玄參各一兩，茯苓五錢，山藥、山茱萸各四錢，白芥子三錢，肉桂二錢，北五味子一兩，水煎

服，一劑而痛除腫消，二劑痊癒。

### 華佗治喉痧神方

西牛黃五厘、龍腦三厘、珍珠三分、人指甲（男病用女，女病用男）五厘、象牙三分（焙）、壁錢（土壁磚上者可用，木板上者不可用）二十枚（焙）、青黛六分，共為細末，吹患處，極效。

### 華佗治喉癬神方

龍腦、莧菜根（煅灰）、薄荷、黃柏各一錢，硼砂、兒茶各一錢五分，人中白、山豆根、胡黃連各二錢，枯礬、青黛、龍骨、烏梅肉各五分，各為末，和勻吹用。

### 華佗治喉癰神方

可取蟾酥丸噙之（見十一卷鼻疔項）一二丸即癒。

### 華佗治喉癤神方

初生如梅核，吐之不出，咽之不下，久之漸上於喉結之間。宜用：焰硝一兩五錢、硼砂五錢、雄黃二錢、白僵蠶一錢、龍腦二分，共研末，含之口中，勿咽下。

### 華佗治聲啞神方

硼砂一兩，訶子肉二錢，元明粉、膽星各一錢，龍腦三分，共為末，用大烏梅一兩，搗爛和丸，如彈丸大，含於口中，經宿即癒。

或用杏仁三分熬之，則杵桂一分和如泥，取李核用綿裹細細含之，日五夜三。

### 華佗治喉癢神方

薄荷二分、麝香五厘，研成細末，吹入喉中，俟吐出涎水碗許後，再以陳米二合，煎湯飲之。切不可先飲茶、酒、湯水，否則難治。

### 華佗治喉爛神方

剉薔薇根濃煮汁，含漱之，冬用根，夏用枝葉。

### 華佗治雜物鯁喉神方

好蜜以匕杪，稍稍咽之，令下。

### 華佗治魚骨鯁喉神方

取飴糖丸如雞子黃者吞之，不出又吞以漸大，作丸用，得效。

### 華佗治諸骨鯁喉神方

虎骨為末，水服方寸匕即下。 [2] 或吞螻蛄腦亦下。

### 、 華佗治竹木刺喉神方

於臘月中取鱖魚膽，懸北簷下令乾。每服取一皂子許，以酒煎化，溫溫呷之。若得逆便吐，物即隨頑涎出。若未吐，更飲溫酒，但以吐為妙。酒即隨性量力也。若未出，更煎一塊子，無不出者。若求鱖魚不得，蠡魚、鯇魚、鯽魚俱可，臘月收之甚佳。

### 華佗治鐵針刺喉神方

癩蝦蟆數隻，去頭倒懸流血，承以碗，得杯許，灌入喉中，逾時連針吐出，針自柔曲。

### 華佗治諸豆鯁喉神方

螻蛄數枚，搗爛敷喉外腫處，其豆自下。

### 華佗治百物鯁喉神方

茯苓、貫眾、甘草各等份，米飲下一錢。

# 卷十四

## 華佗皮膚科秘傳

**華佗面膏神方（存目）**[1]
**華佗治面黑不白淨神方（存目）**
**華佗治面多䵟䵳神方**

患者面部不淨，狀如雀卵者甚多，俗名雀斑。可用苦酒（醋也）黃白朮（白朮而色黃者堪用），常以拭面，漸漸自去。（靜山按：以醋一兩，浸白朮二片，每日取出拭面數次，七天後，另換。）

或以新生雞子一枚，穿去其黃，以朱末（銀朱末）一兩內其中，漆固。以雞孵著（待母雞孵卵時放在一起），倒出，取塗面，立去其白。

**華佗治面生黑痣神方**

薺苨二分、桂心一分，二味搗篩，以酢漿水（又名酸漿，野生，名酢漿草，殺諸小蟲，惡瘡，可外敷，可內服）。服方寸匕，[2]日一，止即脫。內服梔子散，瘥。

**華佗治面生皯皰神方**

麝香三分，附子一兩，當歸、芎藭、細辛、杜蘅、白芷芍藥各四分，上八味切碎，以臘月豬膏一升半，煎三上三下，去滓，下香膏以敷皰上，日三，瘥。（靜山按：皯

疱即痤瘡，青年多有之。此方應先用豬脂油煎後七味，三上三下，去滓，再將麝香研細加入攪拌均勻，裝瓶敷用，勿令洩氣。）

### 華佗治面生皯皰神方（存目）

### 華佗治面上粉滓神方

光明砂四分（研）、麝香二分、牛黃半分、水銀四分以面脂和研、雄黃三分，上五味並精好藥，搗篩研如粉，以面脂一升內藥中，和攪令極調，一如敷面脂法。以香漿水洗、敷藥，避風。經宿粉滓落如蔓菁子狀。此方秘不傳。（靜山按：粉滓又名粉刺，成年人多有生之者。特錄此方，以備患粉刺者之選用。）

### 華佗治面色晦暗神方

羊脂、狗脂各一升，白芷半升，烏喙十四枚，大棗十枚，麝香少許，桃仁十四枚，甘草一尺炙，半夏半兩（洗）、上九味合煎（麝香研細，煎好後再加入）以白芷色黃，去滓塗面。二十日即變，五十日如玉光潤。妙！

### 華佗治面上瘢痕神方

禹餘糧、半夏，等份為末，雞子黃調敷。先以布拭乾，勿見風日，三十日。雖十年者亦滅。

### 華佗治面風神方

玉屑、密陀僧、珊瑚各二兩，白附子三兩，上四味細研如粉，用酥和，夜塗面上，且洗去。

### 華佗治眉毛稀疏神方

取七月烏麻花陰乾為末，生烏麻油浸，每夜塗之。

### 華佗治頭風白屑神方

蔓荊子一升，生附子三十枚，羊躑躅花、葶藶子各四

兩，零陵香二兩，蓮子草一握，上六味以綿裹，用油二升漬七日，每梳頭常用之。若髮稀及禿處，即以鐵精一兩，以此膏油於瓷器中研，摩禿處，其髮即生。

**華佗治頭髮脫落神方**（存目）

**華佗治髮色黃白神方**（存目）

**華佗治髮黃神方**（存目）

**華佗染白髮使黑神方**（存目）

**華佗治髮落不生神方**

蜀椒三兩半，莽草二兩、乾薑、半夏、桂心、藺菇、附子、細辛各一兩，上八味搗篩極細，以生豬脂剝去筋膜，權取二十兩，和前藥合搗令消盡。藥成，先以白米泔沐髮令極淨，每夜摩之。經四五日，其毛孔即漸生軟細白皮毛。十五日後漸變作黑髮。月餘後髮生五寸，即可停止。（不用藥令髮自生）

**華佗治髮臭神方**

佩蘭葉煎水沸之，可除髮臭。或煮雞蘇為汁，或燒灰淋汁沐之，均效。

**華佗令髮不生神方**

拔毛髮後，以蟹脂塗之，永不復生。或取蚌殼燒灰研粉，和以鱉脂，拔卻後即塗之，亦效。

**華佗除頭蝨神方**

以水銀與臘油相和研之，至不見水銀為止。用以塗髮，一宿即盡死。

**華佗治毛虱神方**

凡男女陰毛及腋毛等處常生有一種八角形之蟲，名曰角虱。往往深入肌理，瘙癢異常。可用百部末研粉，漬上

好燒酒中一宿，用以塗搽極效。或用除頭蝨之水銀膏搽之亦效。（按：百部以燒酒浸，燃燒一分鐘吹滅，塗皮膚治一切蝨均極效。亦出自華佗。）

### 華佗治唇裂神方

橄欖炒研末，以豬脂和塗之，極效。

### 華佗治嘴角瘡神方

取新鮮杉木細枝一條，以烈火燒其上端，則末端有白色之漿流出，即取塗之，奇效。

### 華佗治腋臭神方

正旦以小便洗腋下，即不臭。或以雞舌香、藿香、青木香、胡粉各二兩、為散，綿裹之，內腋下，亦效。

### 華佗治夏日斑神方

先用水洗淨汗垢，然後研密陀僧為末，以胡瓜蒂蘸搽數次，即癒。

### 華佗治手面皸裂神方

蜀椒四合，水煮去津，以手漬入，約半食頃，取出令乾。須臾再漬，約三四次。乾後塗以豬、羊腦即效。或以五倍子末與牛骨髓調和，填內縫中亦效。

### 華佗治雞眼神方

先將雞眼以利刃剔開，次乃以生石灰、糯米尖、濕鹼共研末，用冷水少許調和，經二三時即成糊。每晚臨睡搽少許，數日即癒。

### 華佗治肉刺神方

以黑木耳取貼之自消爛，又不痛。宜以湯浸木耳，軟乃用之。

### 華佗治疣目神方

疣目者，謂各部有疣子似目也。可用苦酒漬石灰六七日，取汁點疣上，小作瘡，即落。

### 華佗去黑子神方

晚間臨睡時用暖漿水洗面，以布揩黑子令赤痛，挑動黑子，水研白旃檀，取濃汁，塗其上。且復以暖漿水洗面，仍以鷹屎粉其上。（靜山按：白旃檀即白檀香木，暖漿即熱水。）

### 華佗治足繭神方

葶藶半枚，貼患處，越宿。次夕續為之，凡五六次，繭自連根脫落。

### 華佗治足汗神方

萊菔煎汁，時時洗之，自癒。

### 華佗治遍身風癢神方

蒺藜子苗煮湯洗之，立瘥。

### 華佗治乾癬神方

乾癬積年生痂，搔之黃水出，每逢陰雨即癢。治用斑蝥半兩，微炒為末，調敷之。

### 華佗治濕癬神方

刮瘡令坼，火炙指摩之，以蛇床子末和豬脂敷之，瘥止或用楮葉半斤，細切搗爛，塗癬上。（坼彳さˋ，破裂）

### 華佗治癬瘡神方

雄黃、硫黃各一兩，羊蹄根、白糖、荷葉各一兩，上五味以後三種搗如泥，合前二種更搗，和調以敷之。若強少以蜜解之，令濡，不過三，瘥。

### 華佗治疥瘡神方

黃連十四銖、藜蘆十二銖、大黃一兩、乾薑十四銖、蘭茹十銖、莽草十二銖、羊躑躅十銖，上藥搗篩，以豬脂二斤，微火向東煎之，三上三下。膏成去痂，汁盡敷之，極效。合時勿令婦人雞犬見之。（靜山按：合藥時宜保持清潔，雞犬家畜，自不宜見。婦人乃一種迷信思想。婦人亦可配藥，見之何妨。）

### 華佗治諸癩神方

凡癩病皆起於惡風及觸犯忌害得之，初覺皮膚不仁，淫淫若癢如蟲行，宜急療之。此疾乃有八九種，皆須斷米穀鮭餚，專食胡麻松朮。治用：苦參五斤（剉細），以陳酒三斗，漬四五日，稍稍飲之二三合。外用葎草一擔，以水二石煮取一石洗之，不過三五度，當瘥。（靜山按，葎草，一名勒草，山野自生之一種野草，今罕用。甘草，或地丁可代之。）

### 華佗治烏癩神方

本症初發與前症無異，惟其皮肉之中，或如有桃李者，隱瘀赤黑，手足頑痺。手足不覺痛，腳下不得踏地，身體瘡痛，兩肘如繩縛，是名烏癩。

治用：蝟皮（炙）、魁蛤、蝮蛇頭（末）、木虻四枚（去翅足熬）、虻蟲（去翅足熬）、蠐螬各一枚並炙，鯪鯉甲（去頭足炙）、葛上亭長七枚（炙），斑蝥去翅足七枚（炙），蜈蚣（去頭足炙）、附子（泡去皮）各三枚，蜘蛛五枚（炙），水蛭一枚，雷丸三十枚，巴豆十五枚（去皮心熬），水銀、大黃、真丹、桂心、射罔各一兩，黃連一分，石膏二兩，蜀椒三分，芒硝一分，龍骨三分，甘遂熬、礜石（燒）、滑石

各一分，上二十八味搗篩，蜜和丸，如胡豆。服二丸，日三。加之，以知為度。按此方各藥，分兩多寡殊異，當係記錄差誤，用時即以意量之。

### 華佗治白癩神方

凡癩病語聲嘶，目視不明，四肢頑痹，肢節大熱，身體手足，隱瘮起，往往正向在肉裏。鼻有息肉，目生白珠，當瞳子，視無所見。此名白癩。治用：苦參五升、露蜂房五兩（炙）、蝟皮一具（炙）、麴三斤，以水三斗五合，合藥漬四宿，去滓。炊米二斗，釀如常法，酒熟。食後飲三五合。漸增之，以知為度。（靜山按：此二方可以研究治療大麻風，有一定意義。）

### 華佗治凍瘡神方

乾狗糞燒灰存性，研為細末（經霜而白者佳）脂麻油調敷，數次即癒。此方奇驗，非他藥可及。

### 華佗治風疹神方

以夏蠶沙一升，水煎去滓，遍浴全身，其疹自退。內用：白朮為末，酒服一匕，日二服。仍忌風。

### 華佗治痱子神方

升麻煎服，並洗患處自癒。或以綠豆粉、蛤粉各二兩，滑石一兩，和勻撲之，亦效。

### 華佗治漆咬神方

可用韭葉搗爛敷之。或速以芥菜煮湯洗之，亦效。

### 華佗治漆瘡神方

取蓮葉乾者一斤，水一斗，煮取五升，洗瘡上，日再，瘥。

### 華佗治腳丫濕爛神方

密陀僧一兩，熟石膏、枯礬各二錢，輕粉一錢，共為末，濕則乾敷。乾則桐油調搽。（靜山按：腳丫濕爛，特效藥甚少。此方曾實驗，有效。）

### 華佗治腳縫出水神方

黃丹三錢、花蕊石一錢，共研細末摻之，即止水。

# 卷十五
# 華佗傷科秘傳

### 華佗治折骨神方

取大麻根葉，無問多少，搗取汁飲一小升。無生青者，以乾者煮取汁服。外治用：黃狗頭骨一具，以湯去其皮毛，置炭火中煨之，去泥搗細末；別以牡蠣亦置炭火上煨之，臨用時每狗骨末五錢，入牡蠣末三錢，官桂末二錢，並以糯米粥鋪絹帛上，乃摻藥在粥上，裹損傷處。大段折傷者，上更以竹並夾之，少時覺癢，不可抓爬，宜輕拭以手帕。一三日效。

### 華佗治傷筋神方

取蟹頭中腦及足中髓熬之，內瘡中，筋即續生。或取旋覆草根洗淨，去土搗之，量瘡大小，取多少敷之。日一易，以瘥為度。

### 華佗治筋骨俱傷神方

搗爛生地黃熬之，以裹折傷處，以竹片夾裹之令遍，病上急縛，勿令轉動。日十易，三日瘥。內服用：乾地黃、當歸、獨活、苦參各二兩，共搗末，酒服方寸匕，日三。

### 華佗治折腕神方

生大附子四枚（去皮），以苦酒漬三宿，用脂膏一斤煎

之，三上三下，膏成敷之。

### 華佗治折腕瘀血神方

䗪蟲（去足翅熬）、牡丹皮，[1] 二物各等份，酒服方寸匕，血化成水。或用：大黃六兩，桂心二兩，桃仁六十枚（去皮），上三味以酒六升，煮取三升，分三服，當下血，瘥。

### 華佗治被擊青腫神方

以新熱羊肉敷之，或炙肥豬肉令熱，拓上。又炙豬肝貼之，亦佳。

### 華佗治被擊有瘀神方

刮青竹皮二升、亂髮如雞子大四枚燒灰、延胡索二兩，共搗散，以水酒各一升，煎三沸，頓服。日三四。或以：大黃二兩、桃仁（去皮尖熬）、䗪蟲（去足翅熬）各二十一枚，共搗散，蜜和丸。四丸即納酒一升，煎取七合，服之。

### 華佗治傷腰神方

續斷[2]、大黃、破故紙、沒藥、紅花、赤芍、當歸尾、虎骨各二錢，鯪鯉甲、劉寄奴、自然銅（火煅醋淬）各一錢，絲瓜絡半枚，以水和酒合煎，溫服。極效。

### 華佗治從高墮下神方

阿膠（炙）、乾薑各二兩，艾葉、芍藥各三兩，以水八升，煮取三升，去滓。納膠令烊，分二服。羸人須分三服。此方治因墮傷唾血，或吐血極效。並治金瘡傷絕，及婦人產後崩中。

### 華佗治墮傷瘀血神方

蒲黃十分，當歸、乾薑、桂心各八分，大黃十二分，䗪蟲四分（去足翅熬），共搗散，空腹酒服方寸匕，日再。

漸增至匕半，以瘥為度。又方煮大豆或小豆令熟，飲汁數升，和酒服之，彌佳。

### 華佗治墮馬傷神方

當歸（熬令香）、甘草（炙）、桂心、蜀椒各二分，芎藭六分（熬）、附子（炮）、澤蘭（熬）各一分，共搗散，酒服方寸匕，日三。此方大驗，服之能令呼吸之間，不復大痛，三日後筋骨即相連。[3]

### 華佗治頭額跌破神方

白礬（煅令汁盡）、五倍子，二味等份研和，敷傷處，血即止而不流。

### 華佗治因跌破腦神方

透明龍齒、人參、生地黃、象皮各三錢，龍腦三分，共研和，再以地虱二十枚、螻蛄三枚，各去頭、翅搗爛，更入前藥搗之，乾為末。每服一錢，極效。或以蜂蜜和蔥白搗勻厚塗，亦效。

### 華佗治頷脫神方

先令患者平身正坐，術者以兩手托住下頷，向腦後送上關竅，即以布紮住。外用天南星研末，薑汁調敷兩頷，越宿即癒。惟居處宜忌風寒。[4]

### 華佗治閃頸神方

硼砂研末，以燈心蘸點眼內四角，淚出即鬆，續行三次，當癒。

### 華佗治破口傷神方

血竭二錢五分、沒藥五錢、龍骨五花者二錢俱另研、燈心一束、蘇木二錢、桔梗五分、降真香四錢同蘇另研、當歸三錢、雞一隻，連毛用醋煮熟爛，搗作團，外用黃泥

封固，以文武火煅乾為末；再用紅花二錢，焙為末；共為細末，摻於創口，立能止血。

### 華佗治破傷風神方

南星、防風、白芷、天麻、白附子、羌活，等份為末，每服二錢，熱酒一盅調服。更敷傷處。牙緊反張者，每服三錢，熱童便調服。雖內有瘀血者，亦癒。若已昏死，苟心腹尚溫者，連進三服，亦可保全。

### 華佗治金瘡神方

初傷出血，即以小便淋洗。傷久者可用：文蛤、降真香、人參、三物各等份為末，乾摻傷處，須紮緊。或用：枯礬七錢、乳香三錢、共為末摻之。如傷久已潰爛者，宜用乳香、沒藥共去油、三七（焙）、輕粉、兒茶各三錢，麝香四分，冰片三分，共為末，以白蜜調敷，一次即癒。

### 華佗治箭鏃傷神方

凡箭鏃入骨，不能得出，不可即拔動，恐其傷骨也。治宜用：巴豆一粒炮去殼勿焦，活蜣螂一枚同研炒，塗於傷處。須臾痛定微癢，極難忍之時，方可拔動。取出鏃，立癒。

### 華佗治中箭毒神方

凡中箭毒者，其內外皮肉必黑，疼痛欲死。治宜先用刀割開皮肉，取出箭鏃，再以婦人月水洗之，方能解去其毒。或搗藍青絞取汁飲之。並敷 [5] 瘡上。若無藍取青布漬之，絞取汁飲之。亦以汁淋灌瘡中。又或以乾葛、鹽等分，搗末敷瘡上，毒皆自出。

按箭毒有三種：交廣夷俚多用焦銅作鏃，嶺北則用諸蛇蟲毒螫物汁著管中，漬箭鏃。此二種才傷皮，便洪腫沸

爛而死。唯射豬犬，雖困猶得活，以其啖人糞故也。人若有中之，即便餐糞，或後濾取汁飲之，並以塗瘡上，須臾即定。不爾不可救也。又一種是今之獵師射麋麂，用射罔，以塗箭鏃，人中之當時亦困頓，著寬處者不死，若近胸腹，亦宜急療之。今華先生所傳各方，是射罔者耳。[6]

孫思邈注

### 華佗治杖傷神方

未杖之時，可先取野紅花（按：即小薊）半斤，用燒酒四斤半，漬之越宿，即取出曝乾。臨刑時絹包二錢，嚼口內，咽其汁，任刑不知痛。或用：土鱉五枚（焙），蘇木、乳香、沒藥各二錢，木耳、鯪鯉甲、丹皮、枳殼、蒲黃、當歸尾、木通、甘草各一錢，酒水共煎服，如服後不受杖，可服靛花水二杯解去之。初杖後，若欲散血消腫，可用胡椒二兩，土鱉三十枚，當歸尾一兩五錢，木耳灰一兩五錢，乳香、沒藥、杏仁、桃甲、髮灰、血竭各三錢八分，[7]自然銅五分（醋淬七次），共為末，別以胡椒兩半，煮汁打糊為丸。每責十板，服藥二錢，熱酒送下。外用：大黃、白芷各兩許，水煎濃汁揉洗傷處，以瘀散見紅為度。別以：豬脂三兩，白蠟一兩，樟腦一兩，輕粉五錢，龍腦、麝香各三分為末，貼敷之。

### 華佗治夾傷神方

未受刑時如前法，可先服藥。已夾後，隨同朱砂末以燒酒調敷傷處，用一人以十指尖輕啄患者腳底，先覺癢，次覺痛為止。再用一二人以筆管於患者足面上輕輕擀之，助通血脈。候傷處凹者凸起，四圍腫大為度。即以鬧楊花焙乾為末，每服五分至七分。先飲酒至半酣，次服藥，再

飲至大醉，即靜臥勿語。次日去敷藥，再用透骨草、天門
冬、天靈草（天靈草，見《中國藥學大辭典》）[8]、南
星、地骨皮、陳皮各等份，象皮倍用水煎浸洗，日二三
次。仍以鬧楊花末如前法服之，三次痊癒。

### 華佗治跌打損傷神方

三七、大黃、丹皮、枳殼、大小薊各三錢，當歸、白
芍、生地各五錢，紅花一錢，桃仁十四枚，水酒各半，煎
八分服。如日久疼痛，或皮肉不破而疼痛，可用水蛭切
碎，以烈火炒焦黑研碎，加入前藥中。最多三劑，絕不再
痛。惟水蛭必須炒黑，萬不可半生，否則反有害於人。

### 華佗治竹木入肉神方[9]

鹿角燒灰研末，以水和塗之，立出。久者不過一夕。
或取羊糞燥者燒灰，和脂塗之，刺若未出，重敷之。

### 華佗治鐵針入肉神方

生磁石一兩（研末），以芸薹子油調敷皮外，離針入處
約寸許，漸移至針口，由受傷原口而出，極神效。

### 華佗治水銀入肉神方

以金屬薄板如銀、銅、鉛、錫等片，時時在入口部熨
貼，則水銀自能出而侵蝕各金，俟各金上融合已足，更易
之，至罄而止。

### 華佗治瓷片入肉神方

擇三角形銀杏果實去殼及心，漬芸薹子油中越宿，即
取出搗爛，敷貼患部，日更易之，數次即癒。

### 華佗治骨刺入肉神方

以牛膝根莖合搗，敷之即出。縱瘡合，其刺猶自出，
或以鹿腦厚敷上，燥復易之，半日即出。

# 卷十六
## 華佗結毒科秘傳

### 華佗治白濁神方

桑螵蛸（炙）、白龍骨，等份為末，空腹鹽湯下二錢，日三。

### 華佗治赤濁神方

菟絲子、麥門冬，等份為末，蜜丸梧子大，鹽湯下，每服七十丸。

### 華佗治赤白濁神方

石菖蒲、萆薢、益智仁、烏藥各一兩，水煎八分，溫服，以瘥為度。

### 華佗治穢瘡風毒神方

土茯苓三斤、生黃耆一斤、當歸八兩，先以水三十碗，將土茯苓煎湯，取黃耆、當歸拌勻微炒，乾磨為末，蜜為丸。白湯下三錢，日三，一劑當效。

### 華佗治穢瘡初發神方

膽礬、白礬、水銀，各等份搗研，至水銀不見星為度，入香油、唾津各少許拌勻。坐於帳內，取藥塗兩足心，以兩手心對足心摩擦良久。再塗再擦，旋即覆被安臥取汗，或俟大便，去垢出穢涎為度。每次強者需四錢，贏

者二錢。續行三日，內服藥同上條，並時行洗澡。[1]

### 華佗治穢瘡結毒神方

麥冬三兩，甘草一兩，桔梗、黃芩、連翹、貝母、寒水石（研細末）各三錢，土茯苓、夏枯草各二兩；先以水三升，煎各藥得一升半，乃調寒水石末溫服，一劑瘥，二劑效。即已經鼻梁脫落及前陰潰爛者，亦能見效。

### 華佗治穢瘡鼻柱將落神方

人參一兩、麥冬三兩、金銀花三兩、桔梗一兩、蘇葉五錢、甘草一兩、水五碗，煎取一碗。一劑能辨知香臭而不落矣。

### 華佗治穢瘡前陰腐爛神方

金銀花半斤，土茯苓四兩，當歸、熟地各二兩，黃柏一兩，山茱萸三錢，肉桂二錢，北五味子一錢，共搗末，每日沸水調服一兩，其功效能阻止前陰潰爛。即已脫落者，亦能重生。

### 華佗治穢瘡成圈神方

本症因瘡發已久，行將結痂，復犯房室，遂致作痛生圈。治宜大補氣血，以人參、茯苓、甘草各二錢，當歸、白朮、黃耆各三錢，熟地、土茯苓各五錢，芎藭一錢，柴胡五分，肉桂三分，以水煎服，約十劑，當瘥。虛甚者以多服為妙。外用人參、粉霜、甘草、輕粉、丹砂、槐米各一錢，石膏二錢，龍腦三分，共研細末，豬膽調搽，極效。

### 華佗治穢瘡生癬神方

是為女子感染男子餘毒而生者，或瘡已告痊，因偶食牛肉，或當風洗浴，或房室過勞，遂致膚上毒結不散，因

而生癬。其候或血乾而起白屑者有之，或內碎而流紅水以致淋漓臭穢者有之。內服用天花粉、威靈仙、胡麻、槐角、甘草各二錢，生地黃、麥冬、天冬各三錢，當歸、黃耆各五錢，柴胡、乳香末各一錢，荊芥一錢五分，白鮮皮一錢，以水煎服，約需十劑。外用黃柏、雄黃各二錢，孩兒茶三錢，沒藥、輕粉、粉霜、枯礬各一錢，丹砂五分，龍腦三分，蝸牛十個，共為末，豬膽調搽，日數次，三日漸癒。

### 華佗治翻花穢瘡神方

黃耆一兩，土茯苓二兩，白芍、茯苓各五錢，人參、甘草各三錢，當歸、白礬各二錢，水煎服四劑，重者十劑。外用粉霜、輕粉、龍腦、黃柏（炒）、胡粉各二錢，百花霜、黃丹（水飛）、生甘草各三錢，蚯蚓糞一兩（火焙乾），各研細末，點搽自癒。

### 華佗治陽性穢瘡神方

穢瘡有陰陽性之分，凡色紅作痛而高凸者，是為陽性。治宜補氣之藥，佐以化毒之味。方用：人參、白朮各五錢，甘草、茯苓各三錢，半夏一錢，陳皮五分，土茯苓、金銀花各一兩，以水煎服，十餘劑瘥止。外用搽藥詳下。

### 華佗治陰性穢瘡神方

本症之候與前症相反，即色雖紅而低陷，且患部不痛而癢。治宜補血之藥，而輔以消毒之品。方用：熟地、當歸各五錢，川芎、茯苓、甘草、天花粉各二錢，白芍一錢，金銀花、土茯苓各一兩，水煎服，二十劑。外用：丹砂、粉霜、輕粉、甘草各一錢，雄黃二錢，孩兒茶三錢，

露蜂房五分（燒灰），龍腦三分，各為細末和勻，豬膽調搽自癒。前症亦可用此藥搽之。

### 華佗治下疳神方

初起時即用生黃耆、土茯苓各三兩，生甘草三錢，水煎服數劑。外用：輕粉、乳香、百草霜各一錢，孩兒茶三錢，黃柏五錢，水粉[2]、龍腦各三分，共為末，豬膽調搽。

### 華佗治橫痃神方

鯪鯉甲五錢、豬苓二錢，將二味以醋炙研末，酒下二錢。外亦用鯪鯉甲與輕粉共研末，香油調敷。

### 華佗治魚口神方

雄黃、乳香各二兩，黃柏一兩，將三味共為細末，用新汲水調敷，腫處自消。

（靜山按：全國解放以後，禁娼，樹立良好的社會風尚。我國爲世界上唯一無花柳病的國家。校至此，自管仲作俑以來，兩千年前，即有花柳病。今一旦絕跡，中國人足以自豪也。方中多有鯪鯉甲，即穿山甲。）

# 卷十七
# 華佗急救法秘傳

### 華佗救縊死神方

凡自縊死，旦至暮，雖已冷，必可活。暮至旦，則難療。此謂其晝則陽盛，其氣易通；夜則陰盛，其氣難通也。治法先徐徐抱解其繩，不得截斷上下，安被臥之。一人以腳踏其兩肩，手挽其髮，勿縱之。一人以手按據胸上，數動之。一人摩捋臂脛屈伸之，若已僵，但漸漸強屈之。並按其腹，如是一炊頃，氣從口出，呼吸眼開，而猶引按莫置，亦勿苦勞之。並稍稍與以粥湯，自能回生。或以：山羊血、菖蒲、蘇葉各二錢，人參、半夏各三錢，紅花、皂角刺、麝香各一錢，各為末，蜜為丸，如龍眼核大。酒化開，即以人口含藥水，用蔥管送入死人喉內，少頃即活。此丸神效之極，唯修合之時，以端午日為佳。（靜山按：此迷信說法，配藥不一定在端午日，何時均可。）

### 華佗救溺死神方

以灶中灰布地令厚五寸，以甑倒著灰上。令死者伏於甑上，使頭少垂下。炒鹽二方寸匕，內竹管中，吹下孔中（靜山按：下孔即肛門也），即當吐水。水下因去甑，以

死人著灰中，擁身使出鼻口即活。或以一人，將死者雙足反背在肩上，行二里許，則水必由口中而出，乃置之灰內半日，任其不動。然後以生半夏丸納鼻孔中，必取嚏而蘇。急以：人參三錢、茯苓一兩，白朮、薏仁、車前各五錢，肉桂一錢，煎湯半盞灌之，無不生全也。

### 華佗救凍死神方

以大器中熬灰使暖，盛以囊，敷其心上，冷即易。心暖氣通，目得轉，口乃開，可溫稀粥稍稍吞之，即活。若不先溫其心，使持火炙身，冷氣與火爭，立死。

### 華佗救卒死神方

以蔥刺鼻中，鼻中血出者勿怪，無血難療之，有血者是活候也。欲蘇時，當捧兩手，莫放之，須與死人自當舉手撈人，言痛乃止。男刺左，女刺右，令入七寸餘，無苦立效。（靜山按：華佗刺內迎香，亦用蔥，妙法也。原文耳中乃係鼻中之誤。耳中如刺入七寸，耳膜恐有破損之虞。讀古書當以科學態度衡量之。）

### 華佗救中惡神方

本症之候，為卒然心腹絞痛悶絕，診其脈，緊大而浮者死，緊細而微者生。治用：麝香一分，青木香、生犀角各二分，共為散，空腹熱水下方寸匕，日二，立效。未止更作。一面灸兩足大拇趾甲後聚毛中，各灸二七壯，即癒。（靜山按：灸處為肝之井穴大敦也。）

### 華佗救客忤神方

客忤者，謂邪客之氣，卒犯忤人精神也。喜於道間門外得之，其狀心腹絞痛脹滿，氣沖心胸，或即悶絕，不復識人。治宜灸鼻下人中三十壯，自癒。並以：麝香一錢，

茯神、人參、天門冬（去心）、鬼臼、菖蒲各等份，以蜜丸如桐子大，每服十丸，日三。[1]

## 華佗救卒魘神方

卒魘者，謂夢裏為鬼邪所魘屈也。切勿以火照之，否則殺人。但痛齧其腳踵及足拇趾甲際，而多唾其面，則覺寤。或以皂莢末用竹筒吹兩鼻孔中，即起。平時宜常以：人參、茯神、茯苓、遠志（去心）、赤石脂、龍骨、乾薑、當歸、甘草（炙）、白朮、芍藥、大棗（去核）、桂心、防風、紫菀各二兩，以水一斗二升，煮取三升半，分為五服，日三夜二。

## 華佗救鬼擊神方

鬼擊者謂鬼厲之氣，擊著於人也，得之無漸，卒著如人以刀矛刺狀。胸脅腹內，絞急切痛，不可抑按，或即吐血，或鼻中出血，或下血。治法：灸臍上一寸七壯[2]（臍上一寸任脈穴名水分），及兩踵白肉際自癒（兩踵白肉際即膀胱經僕參穴）或以特生磯石（燒半日研）、皂莢（去皮、子炙）、雄黃（研）、藜蘆（熬）各等份，搗為末。取如大豆許，以管吹入鼻中，得嚏則氣通便活。若未嚏，復更吹之，得嚏為度。

## 華佗救屍厥神方

人參一兩，白朮、半夏、茯苓各五錢，菖蒲一錢，陳皮五分，水煎服，一劑可癒。或以白馬尾二七莖，白馬前腳甲二枚燒之，以苦酒丸如小豆大，開口吞二丸，須臾更服一丸。

## 華佗救痰厥神方

先以皂角刺為末，用鵝翎管吹入鼻孔，取嚏為度。次

以：人參、茯苓、半夏、天南星各三錢，白朮五錢，白芥子一錢，生附子五分，生薑一塊，搗汁以酒與水各一碗，煎取一碗，溫服。俟痰水吐盡，即令安睡，醒後再以：人參、白薇、半夏各一錢，茯苓、白芥子各三錢，白朮五錢，陳皮、甘草各五分，水煎服，一劑痊癒。

### 華佗救驚死神方

急用醇酒一二杯，趁熱灌之，自活。

### 華佗救跌死神方

急扶起，令盤腳坐地上，手提其髮。取生半夏末吹入鼻中，並用生薑汁灌之，再以童子小便，或糖水趁熱服之，散去其瘀血。

### 華佗救擊死神方

取松節一二升搗碎，入鐵鍋內炒之，以發青煙為度。用陳酒二三升，四圍沖入，去滓，令溫服，即活。

### 華佗救自刎神方

宜於氣未絕，身未冷時，先將頭墊正，直刀口合攏，拭去鮮血。急取大公雞一羽，生剝其皮，趁熱包貼患處，不久自癒。

### 華佗救酒醉不醒神方

飲葛根汁一斗二升，取醒為度。或用蔓菁菜並少米熟煮，去滓，冷之，使飲，則良。

### 華佗救電殛神方

以潮潤沙土鋪地，令患者身臥其上，再以濕沙滿鋪於身，僅留口鼻，以司呼吸，久而自醒。

### 華佗救中蠱毒神方

人有養畜蠱毒以病人者（靜山按：畜蠱害人，古書多

有記載。），受毒者心腹切痛，如有物齧，或吐下血，不即治療，食人五臟盡即死。欲知是蠱與否，當令病人唾水，沉者是，浮者非也。

治用：巴豆十枚（去心皮熬），豉半升（熬），釜底墨方寸匕，共搗篩為散，清旦以酒服如簪頭大小，行蠱主當自至門，勿應之，去到家，立知其姓名。或以雄黃、朱砂、藜蘆（炙）、馬目毒公、皂莢（去皮子炙）、莽草（炙）、巴豆（去心皮熬）各二分，共搗篩，蜜丸如大豆許，服三丸，當轉下，先利清水，次出蛇等。常煩悶者，依常法可用鴨羹補之。（靜山按：馬目毒公，即鬼白之古籍別名，詳見《本經》。）

### 華佗救中鯸鮧毒神方

剉蘆根煮汁，飲一二升，良。（鯸鮧，即河豚之古名。）

### 華佗救中蟹毒神方

凡蟹未經霜者多毒，可用紫蘇煮汁飲之，三升。以子汁飲之，亦治。（靜山按：子汁即蘇子煎濃汁飲之。）

### 華佗救中魚毒神方

濃煮橘皮飲汁，或飲冬瓜汁，亦效。

### 華佗救中諸肉毒神方

黃糵末服方寸匕，未解者數服。

### 華佗救中菌毒神方

絞人尿汁飲一升即活。服諸吐痢丸，亦佳。又掘地作土漿二三升，則良。中野芋毒亦同。

### 華佗救中巴豆毒神方

黃連、小豆、藿汁、大豆汁，並可解之。

**華佗救中射罔毒神方**

薑汁、大豆、豬、犬血，並解之。

**華佗救中躑躅毒神方**

飲梔子汁即解。

**華佗救中芫花毒神方**

防風、甘葛、桂，並解之。

**華佗救中半夏毒神方**

生薑汁、乾薑汁，並解之。

**華佗救中附子毒神方**

大豆汁、遠志汁，並可解之。中烏頭毒同治。

**華佗救中杏仁毒神方**

以藍子汁解之。

**華佗救中莨菪毒神方**

煮甘草汁，搗藍汁飲之，並良。

**華佗救中鉤吻毒神方**

薺苨八兩、水六升，煮取三升，服五合，日五服。

**華佗救中木鱉毒神方**

肉桂煎汁服，立癒。

**華佗救中諸毒神方**

取甘草煮濃汁，多飲之。或煮大豆汁令濃，多飲之。無大豆，豉亦佳。又煮薺苨令濃，飲一二升。如卒無可煮，嚼食之，亦可作散服之。又凡煮此類藥汁解毒者，不可熱飲，因諸毒得熱更甚也，宜使小冷為良。

**華佗救中砒毒神方**

初中毒時，可用生甘草三兩煎濃汁，加羊血半碗，和勻飲之令吐。如仍不吐，是為毒已入腹，此時五臟欲裂，

腹必大痛。即用大黃二兩、生甘草五錢、白礬一兩、當歸三兩，水煎汁，數碗，飲之，立時大瀉，即生。

### 華佗救中金毒神方

凡食金已死者，急取雞矢半升，水淋得一升飲之，日三服。或吞水銀二兩，即裹金出，少者一兩亦足。

### 華佗救中水銀毒神方

草木灰煎濃汁飲之，即解。

### 華佗救中雄黃毒神方

飲防己汁即解。

### 華佗救中胡粉毒神方

患者面青腹腫，墜痛欲死，是其候也。急用白蜜調脂麻令多飲，自解。

### 華佗救中輕粉毒神方

金銀花、山慈姑、紫草各一兩，乳香、沒藥各五錢，以鹽水六碗，陳酒五碗，煎取六七碗，空腹溫服，取汗避風。

### 華佗救湯火傷神方

外用未熬麻油，和梔子仁末塗之，以厚為佳。已成瘡者，篩白糖灰粉之，即瘥。內服用大黃、生甘草各五錢，荊芥、黃芩、防風各三錢，黃耆、茯苓各三兩，當歸四兩，水煎服，一二劑瘥。

### 華佗救虎傷神方

凡人被虎咬傷後，血必湧出，傷口潰爛，痛不可忍。急燒青布以薰瘡口，毒即出。再煮葛根汁，令濃洗之，日十度。並搗葛根為散，葛汁下之，每服一方寸匕，日五，甚者夜二。又方急用豬肉貼之，隨貼隨化，隨化隨易。並

以地榆一斤為細末，加入三七根末三兩，苦參末四兩，和勻摻之，血止而痛自定。

### 華佗救猘犬咬傷神方

先嘬卻惡血，灸瘡中十壯[3]，以後日灸一壯，滿百乃止。又凡猘犬咬傷，七日一發，過三七日不發，則脫。故每屆七日，輒飲薤汁一二升，過百日乃為大免。終身戒食犬肉、蠶蛹，再發不救。

### 華佗救豬齧傷神方

煉松脂貼上，或用屋霤中泥以敷之，亦佳。

### 華佗救馬咋踏傷神方

取婦人經血敷傷處，最效。或割雞冠血點所齧瘡中，日三。若父馬用雌雞，母馬用雄雞。

### 華佗救毒蛇齧神方

取慈姑草搗以敷之，即瘥。其草似燕尾者是，大效。或搗射罔塗腫上，血出，乃瘥。

### 華佗救青蛙蛇螫神方

此蛇色正綠，喜緣木及竹上，與竹木一色。人入竹林中遊行，卒不及覺察，落於頭背上，齧人即死。俗名青條蛇，其尾二三寸色異者，名熇尾蛇，毒尤烈。療法：破烏雞熱敷之，或以雄黃、乾薑各等份搗篩，和以射罔，著小竹管中，帶之行，有急便用敷瘡，兼療諸蛇毒。

### 華佗救蝮蛇螫神方

蝮蛇形不長，頭扁口尖，頭斑，身赤文斑。亦有青黑色者。人犯之頭腹貼相著是也。其毒最烈，草行不可不慎。治用：細辛、雄黃各等份研末，以內瘡中，日三四敷之。或燒蜈蚣末敷瘡上，亦效。平時用桂心、栝樓各等份

為末，以小竹筒密塞之，出外時佩用，如卒為蝮蛇所螫，即敷之。此藥並療諸蛇毒，惟塞不密，則氣歇，不中用。

### 華佗救虺蛇螫神方

以頭垢敷瘡中立癒。或搗葷草敷之，亦效。

### 華佗救諸蛇螫神方

此云諸蛇，非前件三種。蓋謂赤蟻、黃頷之屬。治法急以繩縛創上寸許，則毒氣不得走，一面令人以口嘬所螫處，取毒數唾去之，毒盡即不復痛。口嘬當少痛，無苦狀。或覓取紫莧菜搗、飲汁一升，其滓以少水和塗瘡上。又搗冬瓜根以敷之。或嚼乾薑敷之。或煮吳茱萸湯漬之，均效。

### 華佗救蜈蚣螫神方

割雞冠取血塗之瘡。或嚼大蒜、小蒜、桑白汁等塗之。或按蘭汁漬之，或以蝸牛擦取汁，點入螫處。

### 華佗救蜘蛛螫神方

取蘿摩草搗如泥封之，日二三，毒化作膿。膿出，頻著勿停。或以烏麻油和胡粉如泥塗之，乾即易去，取瘥止。又方用棗葉、柏葉各五月五日採陰乾，生鐵衣、晚蠶沙各等份為末，以生麻油和如泥，先灸咬處塗之。又治蜘蛛咬，遍身生絲，可急用羊乳一升飲之，數日即癒。（靜山按：生鐵衣即生鐵銹。）

### 華佗救蠍子螫神方

預於五月五日，採蜀葵花、石榴花、艾心三物，俱陰乾之，等份為末，和水塗螫處，立癒。

### 華佗救蜂螫神方

取人溺新者洗之瘥。或取蛇皮以蜜塗之。炙令熱，以

貼螫處。或以醬汁塗蛇皮，炙封之，均效。

## 華佗救諸蟲豸螫傷神方

取大藍汁一碗，入雄黃、麝香二物，隨意著多少，細研投藍中，以點咬處。有是毒者，即並細服其汁，神效之極。亦治蜘蛛咬傷。

# 卷十八
# 華佗治奇症法秘傳

### 華佗治腹中生應聲蟲神方

人腹中忽生應聲蟲，古人治法，將本草讀之，遇蟲不應聲者，用之即癒。茲更有便法一，省讀本草之勞，即用生甘草與白礬等份，不須二錢，飲下即癒。（靜山按：古書記載，實無人見之。）

### 華佗治鼻中生紅線神方 [1]

鼻中伸出紅線一條，長尺許，少動之則痛欲死。方用硼砂、龍腦各一分研末，以人乳調之，輕點在紅線中間，忽覺有人拳其背，紅線頃刻即消，誠稱奇絕（須出其不意，冷不防以拳擊之方效）。

### 華佗治耳中蟻鬥神方

凡人耳中忽聞有螞蟻戰鬥之聲者，是為腎水耗盡，又加怒氣傷肝所致，方用：白芍、熟地、山茱萸各三兩，麥冬一兩、柴胡、梔子各三錢，白芥子一錢，水煎服，數劑後，戰鬥之聲漸遠，一月而癒。

### 華佗治耳中奇癢神方

耳中作癢，以木刺之，仍不能止，必以鐵刀刺其底，錚錚作聲，始覺愉快，否則癢極欲死。方用：龍骨一錢、

皂角刺二條煆燒存性。龍腦三分、雄鼠屎一枚，共為末，鼠膽水調勻後，再以人乳調如糊，盡抹入耳孔內。初時癢不可忍，須有人執定其兩手，癢定而自癒矣。

### 華佗治無故見鬼神方（存目）

### 華佗治狐憑病神方（存目）

### 華佗治脊縫生虱神方

本症之原因，為腎中有風，得陽氣吹之，即脊部裂開一縫，出虱千餘。方用：蓖麻三粒，研成如膏，用紅棗三枚，搗成為丸，如彈丸大，火燒之，燻於衣上；虱即死，兩縫亦自合矣。

### 華佗治糞便前後互易神方

本症之原因，為夏季感受暑熱，患者糞從前陰出，溺從後陰出，前後倒置，失其常度。法用：車前子三兩，煎湯三碗，頓服即癒。

### 華佗治蛇生腹中神方（存目）

### 華佗治鱉生腹中神方（存目）

### 華佗治頭臂生鳥鵲神方（存目）[2]

### 華佗治鬼胎神方

患者腹部膨大，狀如妊娠，惟形容憔悴，面目黧黑，骨乾毛枯，是由室女或思婦，不克抑制慾念，邪物憑之，遂生此症。治用紅花半斤、大黃五錢、雷丸三錢，水煎服後，越宿即下血如雞肝者數百片而癒。自後再多服補益之劑調治之。

### 華佗治熱毒攻心神方

患者頭角忽生瘡癤，第一日頭重如山，越日即變青紫，再越日青紫及於全身即死。本症多得之於常服媚藥，

初起時速用金銀花一斤，煎汁數十碗服之，俾少解其毒。繼用：金銀花二兩、玄參三兩、當歸二兩、生甘草一兩，水煎服，日用一劑，至七日以後，瘡口始漸能收斂。

### 華佗治腳底生指神方

患者足蹠之底部，忽生二指，痛不可忍。急以刀輕刺其指出血。次以：人參一錢、龍腦三分、硼砂一分、瓦蔥一兩，共研細末，隨時摻之，血盡為度。再用：人參、生甘草、牛膝、白芥子、萆薢各三錢，白朮五錢，薏苡仁一兩，半夏一錢，水煎服，四劑痊癒。外更敷以神膏及生肌散。

### 華佗治蛇生背上神方（存目）

### 華佗治毛孔流血神方

是由於酒色不禁，恣意縱慾所致。患者足上或毛孔中，血出如一線，流之不止，即瀕於死。急用：釀醋三斤煮沸之，以兩足浸入，即止。再用：人參一兩，當歸三兩，水煎濃湯，則以鯪鯉甲一片炒之，研末；調入藥汁中飲之，即不復發。

### 華佗治腸胃蠚癢神方

是為火鬱結而不散之故。治宜表散之劑。用柴胡、炒梔子、天花粉各三錢，甘草二錢，白芍一兩，水煎服，數劑即癒。

### 華佗治遍身奇癢神方

嘗有人先遍身發癢，錐刺之則少已。未幾又發奇癢，割以刀始快。少頃又癢，以刀割之乃覺痛，並流血不止。乃以石灰止之，復發奇癢，必割之體無完膚而後止。用：人參一兩、當歸三兩、荊芥三錢，水煎服三劑，必效。

### 華佗治水濕生蟲神方

患者皮膚手足之間，發如蚯蚓之鳴聲。鳴時可即用蚯蚓糞敷於患處。鳴止。再用：薏苡仁、芡實各一兩，白芷五錢，生甘草、黃芩各三錢，防風五分，附子三分，水煎服。即癒。

### 華佗治背生人頭神方（存目）

### 華佗治舌伸不收神方

是為陽火強盛之故。先以龍腦少許點之即收。次用：人參、黃連、白芍各三錢，菖蒲、柴胡各一錢，水煎服，二劑當癒。[3]

### 華佗治舌縮不出神方

是為寒氣結於胸腹之故，患者舌縮入喉嚨，不能言語。宜急用：人參三錢，白朮五錢，附子、肉桂、乾薑各一錢，水煎服，一劑舌自舒。

### 華佗治掌中凸起神方

患者掌中忽高起一寸，不痛不癢，是為陽明經之火不散，鬱於掌中使然也。治用：附子一枚煎湯，以手握之，至涼而止。如是者十日，首覺劇痛，繼乃覺癢，終乃凸起者，漸且平復矣。

### 華佗治鼻大如拳神方

是為肺金之火，壅於鼻而不得泄，以致鼻大如拳，疼痛欲死。治宜清其肺中之邪，[4]去其鼻間之火。方用：黃芩、甘草、麥冬、天花粉各三錢，桔梗、天門冬各五錢，紫苑二錢，百部、紫蘇各一錢，水煎服，四劑自消。

### 華佗治男子乳房腫如婦人神方

男子乳房忽壅腫如婦人之狀，捫之痛欲死，經歲不

癒。是乃陽明之氣，結於乳房之間，治宜消痰通瘀。方用：金銀花、蒲公英各一兩，天花粉、白芥子各五錢，茯苓、白芍、通草各三錢，柴胡二錢，木通、炒梔子各一錢，附子八分、水煎服。

**華佗治手足脫落神方**

人有手足俱脫落，而依然能生活者，此乃傷寒之時，口渴過飲涼水所致。癒後倘手足指出水者，急用薏苡仁三兩，茯苓二兩，白朮一兩，肉桂、車前子各一錢，水煎服，一連十劑。小便大利，俟手足水止之候，即止而不服。（靜山按：此脫疽之類。）

**華佗治指甲脫落神方**

患者手指甲盡行脫落，不痛不癢，是為腎經火虛，及房室之後，遽以涼水洗手所致。方用：熟地黃、山茱萸、山藥、茯苓、丹皮、澤瀉、柴胡、白芍、破故紙各三錢[5]，水煎服。

**華佗治指縫生蟲神方**（存目）

**華佗治臍口凸伸神方**

患者臍口忽長出二寸，狀似蛇尾，卻又非蛇。且不覺痛癢，是由任帶之脈，痰氣壅滯所致。方用：硼砂、龍腦、麝香各一分，白芷、雄黃各一錢，兒茶二錢，共研末，先將其尾刺出血，此時患者必昏暈欲死，急以藥點之，立化為黑水。急用白芷三錢、煎湯頓服，自癒。[6]

**華佗治肛門生蛇神方**（存目）

**華佗治眼中長肉神方**（存目）

**華佗治腹脅間生鱗甲神方**（存目）

**華佗治手皮上現蛇形神方**（存目）

### 華佗治喉中有物行動神方

是由食生菜時，誤吞蜈蚣，遂令蜈蚣生於胃口之上，其候喉中似有物行動，唾痰時其痛更甚。全身皮膚開裂，有水流出，目紅腫而不痛，足水腫而能行。治法：用雞一隻，五香烹煮極爛，趁患者熟睡時，將雞置於口畔，則蜈蚣聞此香氣，自然外出，即宜捉住，切不令再入口中。自一條至數條，出盡乃癒。然後再以生甘草、荊芥、陳皮各一錢，白芍五錢，當歸、黃耆各一兩，薏苡仁、茯苓各三兩，防風五分，水煎服十劑，則皮膚之裂自癒，而足腫亦消矣。

### 華佗治胃中有蛇神方[7]（存目）

### 華佗治頭大如斗神方（存目）

### 華佗治胸中有蟲神方

本症因食鯉而得，患者中心悶甚，飲食不能。宜用半夏、甘草、人參各三錢、瓜蒂七枚、黃連、陳皮各一錢、水煎溫頓服，立時當吐蟲數升，其頭面皆赤尾如魚子（實際是腹中有蟲。）

按此即華先生治廣陵太守陳登之方，陳曾患此症，先生為治癒後，堅囑令斷絕酒色，始可長癒，否則二年後，必病飽滿而死。登不能聽，三年果如華先生言。（孫思邈注）

### 華佗治耳內長肉神方（存目）

（靜山按：凡怪誕不經，為後世醫書所未載、醫生所未遇者，均存目。）

# 卷十九
# 華佗獸醫科秘傳

### 華佗治牛疫神方

牛疫感傳極烈，一牛染病，則附近之牛，必相繼倒斃。其候如牛低頭垂耳，食量減少，氣喘發驚，涕泗交流，糞便初則燥結，繼則泄瀉。口內有腐爛斑痕，即為有疫之症。急於牛欄中燒真安息香，牛吸其香，即癒。或取獺屎三升，以沸湯淋取汁二升，灌之即癒。惟上二藥均極難得，故常用之藥為：牙皂、細辛、川烏頭、草烏頭、雄黃、上五味等份，共研為末，另加麝香少許，吹入牛鼻中五六分，即癒。

### 華佗治牛腹脹神方

牛如誤食地膽蟲，或吞苜蓿草，腹脹滿欲死。急研大麻子取汁，趁熱灌入五六升，即癒。

### 華佗治牛狂神方

牛發狂疾，則膽大放奔，逢人即以角觸抵。急用大黃、黃連各五錢，共為末，以雞子與酒共一升，調勻灌之，即癒。

### 華佗治牛疥神方

黑豆水煮，去滓取汁，洗五六次即癒，或以蕎麥燒灰

淋汁，入明礬一合，塗之亦效。

### 華佗治牛抵觸腸出神方

硇砂一大兩，乾薑二小兩，共為末，塗損處，腸即自入。若腸乾不入，宜割去乾處訖，用粟穀葉為末敷之。

### 華佗治牛前蹄病神方

乳香三錢、龍骨六錢五分、黃丹三錢五分、麝香三分、硼砂五分、人髮灰少許，共搗末，香油調敷。

### 華佗治牛喉風神方

知母、貝母、黃芩、大黃、甘草、荊芥、枝子、瓜蔞、川芎、牙硝、白礬、朴硝、雄黃，上十三味等份為末，每服二兩，用蜜水二升，同調灌之。

### 華佗治馬傷蹄神方

大黃、五靈脂、木鱉子（去油）、海桐皮、甘草、土黃、芸薹子、白芥子，等份為末，以黃米粥調藥，攤帛上包之。

### 華佗治馬流沫神方

當歸、白朮、菖蒲、澤瀉、赤石脂、枳殼、厚朴、甘草，上等份，共為末，每一兩半，加酒一升，蔥三握，同水煎溫灌。

### 華佗治馬急黃黑汗神方

大黃、當歸各一兩，鹽半升，以水三升，煎取半升，分兩度灌口。如不定，破尾尖血出，即止。

### 華佗治馬後冷神方

豉、蔥、薑各一兩，水五升，煮取半升，和酒灌之，即瘥。

### 華佗治馬脊瘡神方

黃丹調油敷之，避風，立瘥。

### 華佗治馬疥神方

雄黃、頭髮、臘月豬脂，以前二藥，煮於豬脂中，至發消為度。趁熱擦之，極效。或用生胡麻葉搗汁灌之，亦效。又蕎麥稈燒灰淋汁洗之。或藜蘆為末，以水調敷，均效。

### 華佗治馬癩病神方

硫黃、大黃、巴豆（去油）、塌灰，上各等份研末，將蘇子油熬沸，下前藥，即取起候冷，以綾鯉甲刮破患處塗之，極效。

### 華佗治馬目暈神方

霜後乾楮葉，細研為末，日兩度，管吹眼中，瘥。

### 華佗治馬胞轉及腸結神方

細辛、防風、芍藥各一兩，鹽一升，以水五升，煮取二升半，去滓，分二度灌。

### 華佗治馬肺熱神方

大黃、黃芩、芍藥、細辛各一兩，以水五升，煮取二升半，再以油酒各半升，調和，分三度灌口。如不定，加鹽半升，水一升半，溫如人肌，灌後即定。

### 華佗治馬翻胃神方

益智仁、肉豆蔻、五味子、廣木香、檳榔、草果、細辛、青皮、當歸、厚朴、川芎、官桂、甘草、砂仁、白朮、芍藥、白芷、枳殼、木香，各等份，每服兩半，加棗五枚、薑五片、苦酒五斤，同煎三沸，候溫灌之。

### 華佗治馬胎動神方

白朮、當歸、人參、甘草、川芎、砂仁、熟地黃各二錢，陳皮一錢，黃芩二錢，白芍藥（炒）、阿膠各六錢，紫蘇一錢，每服一兩五錢，加生薑五片，水一小桶，同煎五沸，候溫灌之。

### 華佗治羊疥癬神方

本症最易感染，輕則皮毛脫落，重則發生他疾，有害生命。治用水銀一分、豬脂三分，鉢中研合之，至不見水銀為度。臨用再加豬脂二斤，塗於患處。或以藜蘆根捶碎，漬米泔汁中，裝入容器中，密閉之，置熱灶間，俟其味酸，先以瓷片刮患處，令赤，用湯洗之，去瘡甲，拭乾，以藥塗之，兩次即癒。

### 華佗治羊疫神方

治法同於牛疫。

### 華佗治豬疫神方

大黃、朴硝各五錢，共煎湯，傾出候溫，竹筒灌下，即癒。或以貫眾三兩、豬牙皂二兩、水三四碗，煎三四十沸，再加朴硝末三兩，煎二三沸，俟溫灌下，亦效。亦可用治羊疫法治之。

### 華佗治一切豬病神方

凡豬患病，可割去尾尖，血出自癒。

### 華佗治犬疥神方

蛇皮燒灰，和粥與食，立癒。

### 華佗治犬癩病神方

犬生此病，則毛脫而惡臭。可用大蜈蚣一條，拌飯中，令食，不久即癒。或以硫黃納豬腸中，與食，尤效。

### 華佗治犬跌打傷神方

凡犬被跌打傷而死者，即著土置之，逾時即能更生。[1]

### 華佗除犬蠅神方

以香油遍搽全身即癒。

### 華佗治貓一切病神方

貓患諸病，可用烏藥磨水，灌之即癒。

### 華佗治貓癩病神方

以百部煎湯，遍塗患處，極效。或如治犬法施之亦極效。

### 華佗治貓被踏傷神方

急用蘇木煎湯，洗其傷處，或趁溫灌之，自能漸癒。

### 華佗治貓死胎不下神方

芒硝二錢，以童子小便趁溫灌之，自下。

### 華佗治雞病神方

以香麻油灌之，即癒。

### 華佗治雞疫神方

以巴豆數粒，切成小片飼之，一瀉即癒。或以綠豆粉，水和成條，飼之，數次即癒。

### 華佗治鵝鴨疫病神方

即將其左翹上黑筋一條，以針刺出黑血，以米和油飼，即癒。

### 華佗閹豕秘方

凡豕經閹割後，則性靜而易馴，且發育亦較易。其期以春秋二季為佳，牝牡閹法，述如下：

**1.牝豕閹法** 凡牡豕未逾四十二日者，即可自其腎囊底部割之，摘取其腎子，並將其筋割斷。若已逾四十二日，

宜以線繫其筋於傷口之處。至豕之已逾二三年以上者，則宜先縛其四足，一人將其全身壓住，一人以左手握腎囊，右手操刀，自囊下割開，取出腎子，並割斷其筋，其傷口亟以兩指合之，則易於平復。更有一法：先用蠟線，將腎囊勒之使緊，俾血脈不通，數日之後，其腎囊與子，自能脫落。惟小豕未滿四十二日者，則不能用此法。且施術時宜敏捷，否則豕有腫痛之患。又或所用之線太粗，或結紮不緊，或腎子有少許為線所紮，皆足貽害。

**2.牝豕閹法** 先以一二人將豕壓在左邊，使不得動。閹者乃於豕腰間，用刀割之，輕出其右側之腸，將線紮完，急用鈍刀割之。或以手撕去其生腸，即將與生腸相連之物，內入腸內原處，線縫創口。或以油少許塗之。左側生腸，亦如前法行之。施術即畢，可即將豕放去。

### 華佗閹馬牛羊秘法

閹法與前項大略相同，惟僅閹牡獸，牝獸則可不閹。其閹割時期，亦隨其類而異。大抵馬生後一年至半年，牛生後六月至九月，羊生後一月；過遲恐有妨生命，施術者不可不留意也。

### 華佗閹雞秘法

公雞生後二三月，即可閹割。閹割之前，自朝至暮，宜先令絕食，然後緊縛兩翅，置雞身於閹割臺上。台以竹木製之，有樞機能固定雞身，使不得動。乃於其末一肋骨之前，去毛縱剖之，約寸許，取出其腎子，縫其傷口。釋使安居巢中，越日即如常。

# 卷二十

# 華佗製煉諸藥秘傳

### 華佗煉元明粉秘法

元明粉最能降火化痰，清利臟腑，危症服之可蘇，狂躁用之即癒。煉法宜於冬至後取淨朴硝十斤，以水一斗五升，白蘿蔔五斤，同硝入鍋內煮化。俟沸足，撈去蘿蔔，乃以綿紙二層，攤竹絲箕內，趁熱過濾。將其汁置露天中三日，其硝即逐漸凝結，瀝去餘水，乾之。將硝取下，再用沙鍋，傾炭爐上，將硝一碗，化開煎沸，以銅匕鏟攪，將成凝結時，鏟入小魚酢罐內，上空寸許，再下硝煉，如此已畢。每一罐下，以三釘如品字形，釘入地中，上留半寸在外，將罐浮頓釘頭上，以瓦覆口，周圍以磚砌成百眼爐，圍繞離罐寸許，以著火之炭，安入爐內，四圍及頂火、底火，須同時相護，俟罐硝紅為度。

次日將罐取出，預以綿紙平鋪潔淨陰地上，將硝自罐中傾出碾細，以絹篩，篩於綿紙上，厚約一錢。三日後其硝復活，色白如粉，輕虛成片。再以缽盛之，除去潮氣，收藏候用。

### 華佗煉硝石秘法

取潔淨朴硝半斤，內罐中，以炭火熔化，煎乾煅紅，

住火，冷定取出，即成硝石。收藏候用。

### 華佗煉金頂砒秘法

以鉛一斤，內小罐中，用炭火煨化，投白砒二兩於烊化鉛上，煉至煙盡為度。冷定，打開，其金頂砒即結於鉛之面上，取下收藏聽用。

### 華佗取紅鉛秘法 [1]（存目）

### 華佗取金汁秘法

本品之主治功用，如救中砒毒河豚毒，皆極神效。又如傷寒陽毒發狂，疔瘡痧症，毒氣入內，煩躁口渴，脈大有力等症，皆可治之。取法以大毛竹一連二節，用刀削去外青一半，以磚絷節中，沉入糞窖內，一年後取起。以長流水浸一日，取起。鑽開節孔，即有清水流出，是即金汁。瓷罐收貯候用。

### 華佗取蟾酥秘法

凡蟾不拘大小，莫不有酥。取法可用寬幅銅鑷，鉗蟾之眉棱高肉上微緊，旋即拔去，酥即凝於鑷內，多則刮下，陰乾之。其已經取過之蟾，避風二日後，仍送草園中，自不致傷害其生。

### 華佗製附子秘法

擇附子之大者，以童便漬淹三寸，每日換便，浸至夏三冬五，再換童便，煮盡二香為度。去皮臍，線穿陰乾，或日中曝之亦可，收藏候用。

### 華佗種空青秘法

空青為點眼神藥，天產者極不易得，今以人工種之，其效與天產者不殊。方用朴硝半錢、白蒺藜、龍膽草各一分、仙靈脾葉、旋覆花各一錢、共為末。以黃泥一塊如拳

大，同藥和勻，水調似軟飯，做成土餅。用太平錢五枚，按五方排定，於光面書金、木、水、火、土五字，所寫字向下，錢字向上，隨五方安之。用硇砂如豆大，每錢安四塊，在四字孔罅中。

須要乾黃土上，順著土餅，覆以新砂盆，又將燥黃土覆盆，冬月十日，夏月五日，取出。於錢上摘取下，細研入藥，不可老，亦不可嫩，須得中也。

### 華佗煉鐘乳秘法

本品能強陰益陽，通百節，利九竅，補虛勞，下乳汁，服之令人陽氣暴充，飲食倍進，形體壯盛。選擇法不問厚薄，但令顏色明淨光澤者，即堪入煉。惟黃赤二色者不堪用。煉時置一斤於金銀器中，則以大鐺著置乳器於其中，令沒，煮之常令如魚眼沸，水減更添，若薄乳，三日三夜。若雁齒及厚肥乳管，七日七夜。俟乳色變黃白，即熟。如凝生更煮，滿十日為佳。

煮訖出金銀器，其鐺內水盡黃濁，棄之，勿令人服。更著清水還納上件乳器，煮之半日許，出之，其水猶清，不變即止，乳無毒矣。

### 華佗研鐘乳秘法

取所煉鐘乳，於瓷器中用玉錘搗令碎，著水研之，水盡更添，常令如稀泔。上乳細者皆浮在上，粗者沉在下，復繞錘研之易碎，滿五日狀如乳汁，至七八日其乳放白光，非常可愛。取少許置臂上拭之，狀如檢書中白魚滑，自然白光出，便以澆之，不隨水落，便熟。若得水而落者，便生。更須研之，以不落為度。熟已澄取曝乾，丸散任意服之。

# 卷二十一

# 華佗養性服餌法秘傳

### 華佗茯苓酥神方

本品主除萬病，久服能延年。製法取上品茯苓，連皮乾蒸，取出以湯淋之，俟色白味甘為度。曝乾搗篩，得三斗。取陳酒一石，蜜一斗，和茯苓末。入容一石五斗之甕中，熟攪之百遍，密封勿令洩氣。

冬日五十日，夏日二十一日，其酥即浮於酒上。接取酥飲之，味甘美如甘露。亦可做餅，大如掌，空屋中陰乾。服一餅，能終日不饑。

### 華佗杏仁酥神方

本品主治要病，除諸風虛勞及感冷。製法取味極甘香之家杏仁一石（切忌用山杏仁因有大毒能殺人也），須擇其顆粒完全者，去皮尖微炒，搗作細末。取美酒兩石，研杏仁取汁，得一石五斗，再以蜜一斗，拌杏仁汁，煎令極濃，與乳相似。

內兩石甕中攪之，密封泥，勿令洩氣。與上茯苓酥同法。三十日看之，酒上出酥，接取酥，納瓷器中封之。取酥下酒，別封之。團其藥如梨大，置空屋中乾之。服之令人斷穀。

### 華佗地黃酒酥神方

本品能令人髮白更黑，齒落重生，腦髓滿實，還年卻老，行及奔馬，久服令人有子。製用粗肥地黃拾石，切搗取汁三石，麻子一石，搗作末，以地黃汁研取汁二石七斗，杏仁一石去皮尖，兩仁者佳，搗作末。以麻子汁研取汁二石五斗，乃以麴米三斗，浸入地黃等汁中七日。以米三石，分作三次投下。及閱三日一投。如釀酒法，熟後密封三七日，其酥在酒中色黃如金，以物接取，可得九升，然後取酒封之。服法宜先食糟，糟盡乃服酒及酥，每服酒一升，酥一匙，趁溫服之。

### 華佗杏子丹神方

本品久服，可辟穀。製用上粳米三斗，淘淨沙，炒作飯，曝乾搗篩。杏仁三斗，須擇取二仁者，去皮尖曝乾，搗碎，以水五斗，研取汁，味盡乃止。先煎杏仁汁，令如稀麵糊，置銅器內。粳米如稀粥，煎以煻火，自旦至夕，攪勿停手，候水氣盡，則出之，陰乾紙貯。

用時以暖湯二升，納藥如雞子大，置於湯中，停一炊久，任意取食。

### 華佗天門冬圓神方

凡天門冬苗，作蔓有鉤刺者是。採得後當以酢漿水煮之使濕，去心皮曝乾，搗篩，以水蜜中半和之，仍更曝乾，又搗末，水蜜中半和之，更曝乾。每取一丸含之，有津液輒咽之，常含勿絕，行亦含之，久久自可絕穀，禁一切食，僅能食大麥。

### 華佗雲母圓神方（存目）
### 華佗松脂神方（存目）

### 華佗輕身神方

茯苓、桂心等份為末，煉蜜和酒，服如雞子黃許大，一服三丸，一日服三次。

### 華佗不老延年神方

雷丸、防風、柏子仁，等份為末，酒服方寸匕，日三。[1]六十以上人，亦可服二匕。久服延年益精補腦。未六十太盛，勿服。（靜山按：未六十者，可服一方寸匕，勿服二匕。）

### 華佗菖蒲膏神方

本品主治症癖、欬逆、上氣、痔漏等病最良。久服能延年益壽，耳目聰明，智慧日增。並令人膚體充肥，光澤腴潤，髮白更黑，身輕目敏，行走如風，填骨髓，益精氣。服一劑，壽百歲。

製法於二月八日採取肥實白色節間可容指之菖蒲，陰乾去毛距，擇吉日搗篩，以一兩為一劑。以藥四分，蜜一分半，酥和如稠糜柔弱，令極勻，納瓷器中，密封口，埋穀聚中一百日。欲服此藥，宜先服瀉劑，或吐劑，候吐痢訖，取王相日平旦，空腹服一兩，含而咽之，有力能漸消，加至三二兩。服藥至辰巳間，藥消訖，可食粳米乳糜，更不得食他物。若渴，可飲熱湯少許。日一服，一生忌羊肉、熟葵。

### 華佗耆婆湯神方

本劑主治大虛，冷風，羸弱無顏色。製用：酥一斤煉，生薑一合七，薤白三握炙令黃，酒二升，白蜜一斤煉，油一斤，椒一合，胡麻仁一升，橙葉一握炙令黃，豉一升，糖一升。先以酒漬豉一宿，去滓，納糖蜜油酥於銅

器中煮沸，令勻。次內薤薑煮令熟，次內椒橙葉、胡麻煮數沸，取出納瓷器中密封。空腹吞一合，如人行十里，更一服，冷者加椒。

### 華佗牛乳湯神方

牛乳三升，蓽撥半兩為末，二味置銅器中，取水三升，和乳合煎，空腹頓服，日三服，七日除。本劑能除一切氣，慎麵、豬、魚、雞、蒜、生冷。

### 華佗豬肚煎神方

本品補虛羸乏氣力。製用：肥大豬肚一具，以人參五兩，椒一兩，乾薑一兩半，蔥白七兩細切，粳米半升熟煮，上五味和勻，納豬肚中，縫合勿令洩氣。以水一斗半，微火煮令爛熟，空腹食之，兼少與飲，一頓令盡。服四五劑神效。

（靜山按：一頓令盡，量過大，以達到正常食量為度。可以數人共食令盡。）

### 華佗羊頭蹄煎神方

本品主治五勞七傷虛損。製用：白羊頭蹄一具，草火燒令黃赤。先以水煮半熟，再用胡椒一兩，蓽撥一兩，乾薑一兩，蔥白、香豉一升，納之，更煮令大爛，去骨，空腹任性食之。日食一具，滿七具止。禁生冷、鉛丹、瓜果、肥膩、白酒、大蒜、一切畜血等七日。

### 華佗大黃芪圓神方（存目）

### 華佗柏子仁圓神方

本劑久服，能強記不忘。[2]製用：柏子仁五兩，蛇床子、菟絲子、覆盆子各半升，石斛、巴戟天各二兩半，杜仲（炙）、茯苓、天門冬（去心）、遠志（去心）各三兩，天

雄一兩（炮去皮），續斷、桂心各一兩半，菖蒲、澤瀉、薯蕷、人參、乾地黃、山茱萸各二兩，五味子五兩，鐘乳三兩（煉成者）、肉蓯蓉六兩，共搗篩，蜜和丸如桐子大。

先服二十丸，稍加至三十丸。先齋五日，乃服藥。服二十日後，齒垢消去，白如銀。二十四日，面悅澤。六十日，瞳子黑白分明，尿無遺瀝。八十日，四肢遍潤，白髮復黑，腰背不痛。一百五十日，意氣如少年。藥盡一劑，藥力同至，乃入房。

### 華佗紫石英湯神方

主治心虛寒熱百病，令人肥健。製用：紫石英十兩，白石脂、赤石脂、乾薑各三十兩，先取十分之一，用微火煮之，分為四服，日三夜一。

服藥前勿宿食，服後午時乃食，日日依前稱取服之，滿四十日止，服訖即行，勿專事坐臥，須令藥力遍身，百脈中行。若大冷者，春秋各四十丸，日服令疾退為止。惟服之過多，令人大熱，即須服冷藥壓之。

# 卷二十二

# 華佗注倉公傳(附)

## 疽

齊侍御史成，自言病頭痛，臣意診其脈。告曰：「君之病惡，不可言也。」即出，獨告成弟昌曰：「此病疽也，內發於腸胃之間，後五日當癰腫，後八日嘔膿死。成之病得之飲酒且內。」成即如期死。

　　成既疽發於腸胃，正可剖而洗之，不待其癰腫而嘔膿也。雖熱上薰陽明，爛流絡，至於頭痛，亦豈無藥？況其時疽尚未成，癰尚未發，去其爛菌，自無後患。惜乎成之不遇也。

華佗注

## 氣隔

齊王中子諸嬰兒小子病，召臣意診，切其脈，告曰：「氣隔病，病使人煩悶，食不下，時嘔沫，病得之少憂，數乞食飲。」臣意即為之作下氣湯以飲之，一日氣下，二日能食，三日即病癒。

　　此病主在心，周身熱，宜養心，不得專下氣。下氣雖效，強制力耳。意之言曰：「煩悶食不下，則絡脈有過，絡脈有過則血上出，血上出者死，此悲心所

生也。」既知心病而治氣，未免自相矛盾，且不懼其強制之後而有反抗力乎？世以香散下降治肝氣，終至愈發劇，亦猶此耳。

華佗注

## 湧 疝

齊郎中令循病，眾醫皆以為蹶入中[1]而刺之。臣意診之，曰：「湧疝也，令人不得前後溲。」循曰：「不得前後溲三日矣。」臣意飲以火齊湯，一飲得前溲，再飲大溲，三飲而疾瘥。

意之言曰：「右口脈大而數，數者中下熱而湧。」既知其熱，投以火齊湯，以熱攻熱雖得法，若熱加增，由中下而上湧將奈何？其得溲也，亦幸矣哉！

華佗注

## 熱病氣

齊中御府長信，冬時，為王使於楚，至莒縣陽周水，而莒橋樑頗壞，信則攬車轅，未欲渡也。馬驚，即墮信身入水中幾死。吏即來救信，出之水中，衣盡濡，有間而身寒，已熱如火。至今暑汗不可以見寒。臣意即為之液湯火齊逐熱，一飲汗盡，再飲熱去，三飲病已。

此水氣入腠理，針天柱骨可癒。意不用針而用湯，幸汗出，否則必成紫雲瘋。若謂失治一時，即轉為寒熱。殆膜視耳。若依脈法：「熱病陰陽交者死。」則信萬不致此，因信汗，肌能排泄水氣，伏寒不致內陷也。

華佗注

### 風癉客脬

此難於大小便，溺赤。臣意飲以火齊湯，一飲即前後溲。再飲病已，溺如故。

　　意之言曰：「脈大而躁，大者膀胱氣也，躁者中有熱而溺赤。」又切其太陰之口，「濕然，風氣也。」予嘗以白蝴蝶花根煎湯飲，見效。考意火齊湯，用附子、肉桂、大戟、大黃、漢防己、車前子、防風，此豈可常用，意何恃為絕技也哉？

吳普注

### 肺消癉（即肺氣熱）

山跗病，得之盛怒，而以接內。所以知山跗之病者，臣意切其脈，肺氣熱也，齊太醫先診山跗病，灸其足少陽脈口，而飲之半夏丸，病者即泄注，腹中虛。又灸其少陰脈，是壞肝剛極深，如是重損病者氣，以故加寒熱，所以後三日而狂者，肝一絡連屬，結絡乳下陽明，故絡絕。開陽明脈，陽明脈傷，即當狂走。後五日死者，肝與心相去五分，故曰五日盡，盡即死矣。

　　按此先病肝，後病肺，[2]繼之以灸，復飲半夏燥烈品。然苟大補元氣，如漆葉青䴷散，非不可治。第須久服，緩不濟急耳。

樊阿注

### 積　瘕

瘕與症異，症堅而瘕軟，症以血為之，瘕以氣為之也。齊中尉潘滿如病，少腹痛，臣意切其脈，深小弱，其卒然浮合也，是脾氣也。右脈口氣至緊小，見瘕氣也，後溲血死。

按此若經吾師治，必不令其瘕之自潰溲血而死。意蓋僅能診脈決死生，而不能治病也。脾去而人不致死，瘕破而肉不致痛，此理彼猶未知耳。

樊阿注

### 回風（又名內風，俗名酒膈）

陽虛侯相趙章，病得之酒。眾醫皆以為寒中，臣意診其脈，曰：「回風。」回風者，飲食下嗌而輒出不留，法曰：「五日死。」而後十日乃死。因其人嗜粥。中臟實，故過期。師言：「安穀者過期，不安穀者不及期。」

按此若翻胃，可用桑楊柳（即桑枝拳曲處）煎湯服。或服葛花。若吾則以針刺胸背，散其酒氣，內風自平。

樊阿注

### 風蹶

濟北王病，得之汗出伏地。臣意切其脈時，風氣也。陽氣盡而陰氣入，陰氣入張，則寒氣上而熱氣下，故胸滿。即為藥酒，盡三石，疾已。

藥酒盡三石，何信用之堅。如不飲酒，則此風終不癒矣。可知醫雖良，須病者服從耳。或實有可治之質耳。

樊阿注

### 氣疝

齊北宮司空命婦，疝氣客膀胱，雖於前後溲，而溺赤，病見寒氣則遺溺。眾醫皆以為風入中，病主在肺，刺其足少陽脈。臣意謂腹之所以腫者，厥陰之絡結小腹也。厥陰有過，則脈結動，動則腹腫，臣意即灸其厥陰之脈，

左右各一所，即不遺溺而溲清，小腹痛止。即更為火齊湯
以飲之，三日而疝氣散，即瘉。

> 按意治病，純用火齊湯，所謂得意佳作也。不知
> 此病之瘉，得力在灸。以厥陰病，灸厥陰脈，一灸而
> 絡舒。吾之攻灸，有鑒於斯。

樊阿注

## 熱蹶

濟北王阿母，自言足熱而懣。臣意告曰：「熱蹶
也。」則刺其足心各三所（即三壯也）。按之無出血，病
旋已。病得之飲酒大醉也。

> 大醉者，至於四肢發風斑，或腹下膿瘡累累。若
> 用瀉劑，中氣愈虛，長熱不退。刺其足心，以泄內
> 熱，誠捷訣也。予願師事之。

樊阿注

## 嘔血

濟北王女子豎，奉劍從王之廁。王去，豎後，王令人
召之，即仆於廁，嘔血死。病得之流汗，流汗者，同法
（法當春嘔血死也）。病內重，毛髮色澤，脈不衰。

> 脾可割可補，故脾雖傷而毛髮色澤脈不衰。惟大
> 忌嘔血，大忌流汗。醫遇此症，貿然進藥者多矣。吾
> 願舉是以曉之。

樊阿注

## 齲齒（一名蛀齒，缺朽也）

齊中大夫病齲齒。臣意灸其左陽明脈，即為苦參湯，
日漱三升，出入五六日，病已。得之風，及臥開口，食而
不漱。

食後宜漱口，為保齒秘訣。況臥時受風，風將內襲，即醒而咀嚼，使風聚而不散，齒故先病，至於缺朽。若參子澀斂，漱之用風解而齒固，此牙科丹方之一也。

## 通 乳

菑川王美人，懷子而不乳。召臣意，臣意往。飲以莨碭藥一撮，以酒飲之，旋乳。臣意復診其脈，而脈躁，躁者有餘病，即飲以硝石（芒硝、石膏），一劑出（便也）血，血如豆，比五六枚。（莨碭今無買，可用穿甲代之）

腸胃內燥，血氣不流行，是以無乳。飲以硝石，則熱降而燥潤，瘀去而新生矣。醫生多治標而不知治本，如治無乳，則僅通乳而已，必不顧其餘病。若治至出血，病家且將大咎醫生。由是醫生多用酬方，有宿疾者，永不可去。中國醫途，可見一斑矣。

樊阿注

## 傷脾氣

齊丞相舍人奴，病得之流汗數出，灸於火而以出見大風也。望之殺然黃，黃者土氣也。土不勝木，當至春。隔塞不通，不能食飲，法至夏，泄血死。眾醫以為大蟲，不知其傷脾氣也。

醫不能望色，即不能辨症，自並生死不能決矣。若再訣治，勢必加劇。若此症眾醫以為大蟲，必投瀉藥化蟲藥無疑，故成傷脾。否則流汗見風，病在皮孔，何至傷及脾氣哉。且傷脾不比傷肺傷肝，況當能食，治之尤易。乃知其病而無方，則亦何貴乎有名醫，不惟舍人不幸，當時病者亦皆不幸也。

樊阿注

## 蹶上為重

菑川王病，得之沐髮未乾而臥，蹶上為重，頭痛身熱，使人煩悶。臣意即以寒水拊其頭，刺足陽明脈，左右各三所，痛漸已。

寒水有反激力，足以使熱從上出。針刺有溫瀉力，足以使風從下泄。下泄則心悶除，上出則頭痛止，不用湯藥，蓋亦可治病也。

樊阿注

## 腰脊痛

宋建，弄石不能起，即復置之。暮腰脊痛，不得溺。臣意見其色，太陽色乾，腎部上及腰以下，枯四分所，故以往四五日，知其發也。臣意即為柔湯服之，十八日所而痛癒。又曰：不亟治，痛即入濡腎，及其未舍（居也）五臟，急治之。病方今客濡腎（即腎外膜濡濕處也），此所謂腎痹也。

柔湯即陽和湯，流暢血脈，化滯去瘀，此湯肆中人皆知，何經十八日始癒？因陽數止於九，九九相生，則陽復矣。吾謂吾師有膽，倉公有識。[3]

樊阿注

## 月事不下

濟北王侍者韓女病，腰背痛寒熱。眾醫皆以為寒熱也，診其脈時，切之腎脈也，嗇而不屬，故月事不下，肝脈弦，出左口，此由欲男子而不可得也。即竄以藥，旋下痛已。

吾師有四物女宛丸，專治女病。意藥當不外此。

可笑眾醫以此症為寒熱，吾不知其用常山、柴胡、草果仁乎，抑同鱉甲，龜膠乎？

樊阿注

## 蟯瘕

臨菑氾里女子薄吾，病蟯瘕。蟯瘕為病，腹大，上膚黃粗，循之戚戚然（動貌）臣意飲以芫花一撮，即出蟯可數升。病已，三十日如故。病蟯得之於寒濕，寒濕氣宛篤不發，化為蟲，其色澤者，中臟無邪氣及重病也。

凡寒濕雖居陰，亦喜外出。蟯成於寒濕，其性亦然。故遇芫花引吐而大出，眾醫以此病為寒熱篤，當死不治，可笑也夫。

樊阿注

## 飽食疾走

齊淳於司馬食馬肝，食飽甚，見酒來，即走去，驅疾，至舍即泄數十出。臣意告曰：「為火齊米斗飲之，七八日而當癒。」

飽食疾走，震動腸胃失其分泌，故泄數十。以火齊化其積滯（見上），以米斗潤其穀道，經七日一來復，自能癒矣。或謂米斗可治回風，回風之狀，飲食嗌輒後之（即泄也）（見上）。此方勿輕視，因試見效也。

樊阿注

## 傷肺溲血

齊中郎破石，病得之墮馬僵石上，肺傷不治。其人嗜黍，黍主肺，故不及期死。診脈法曰：「病喜養陰處者順死，喜養陽處者血死。」其人喜自靜，不躁，又久安坐，

伏幾而寐，故血下泄。

按傷肺者必吐血，彼獨溲血，由自靜也。凡病肺最難治，吾師雖能割腹，不能剪肺，故肺傷者必不治。人言白及可補肺，可補癰瘻之肺耳，非補墮傷者也。倉公不以湯藥著，於病理脈理獨詳耳。

樊阿注

## 中　熱

齊王侍醫遂（名也），中熱。論曰：「中熱不溲者，不可服五石（石性重膩服之增悶），石之為藥精悍，公服之不得數溲（便閉也）亟勿服，色將發癰。」遂曰：「扁鵲曰：『陰石以治陰病，陽石以治陽病也。』夫藥石者有陰陽水火之劑，故中熱，即為陰石柔齊治之，中寒，即為陽石剛齊治之。」意謂：扁鵲雖言若是，然必審診起度量，立規矩，稱權衡，合色脈，表裏有餘、不足，順逆之法，參其人動靜與息相應，乃可以論。論曰：「陽疾處內，陰形應外者，不加悍藥及金石。」診法曰：「二陰應外，一陽接內者，不可以剛藥。」剛藥入則動陽，陰病益衰，陽邪益著，邪氣流行，為重困、於俞，忿發為疽。意告之後，百餘日，果為疽，發乳上，入缺盆死。

此請用藥石者鑒。

樊阿注

## 脇下大如覆杯

陽虛候，時（名也）病得之內，眾醫皆以為蹶。臣意診脈以為痹。根在右脇下大如覆杯，令人喘逆氣，不能食。臣意即以火齊粥，且飲六日，氣下，即令更服丸藥。出入六日，病已。

予治一人，腹下堅痞，大如覆杯，不痛腫，惟氣逆，病得之暮年納妾。投以黃耆、熟地、黨參，氣下痞消，即此類也。

樊阿注

## 沓 風

成開方病，得之數飲酒，以見大風氣，苦沓風三歲，四肢不能自開，使人瘖，瘖即死。

酒後受大風，漸入於內，發熱口燥，至四肢不能用，經絡病矣。至於失音，肺氣絕矣。酒有發酵力，最傷腦與肺，觀此沓風，當知所戒。

樊阿注

## 牡 疝

項處病牡疝，牡疝在鬲下，上連肺，病得之內（即上腹下堅痞大如覆杯是也）。臣意謂之：「慎毋為勞力事，為勞力事則必嘔血死。」處後蹴踘，腰蹷寒，汗出多，即嘔血死。

牡疝之成，由腎氣虛，勞力則汗出，肺氣不能制，因嘔血。凡成橫疝者，亦牡疝之類也，第地位較牡疝為又下耳。戒之在色，人何忽諸。

樊阿注

## 喘

文王病喘，頭痛，目不明。臣意心論之：以為非病也，以為肥而蓄精，身體不得搖，骨肉不相任，故喘。不當醫治。脈法曰：「年二十，脈氣當趨。年三十，當疾步。年四十，當安坐。年五十，當安臥。年六十以上氣當大董。」文王年未滿二十，方脈氣之趨也而徐之。不應天

道四時。後聞醫灸之，即篤。此論病之過也。臣意論之：以為神氣爭而邪氣入，非年少所能復之也，以故死。所謂氣者，當調飲食，擇宴日，車步廣志，以適筋骨肉血脈，以瀉氣。故年二十，是謂「易貿」法不當砭灸，砭灸至氣逐。

　　頭痛目不明，濕重可知，陰虛亦可知。濕重之人，大可砭灸，惟陰虛則不可灸，況又病喘，灸固不宜。若以年齡拘，則世有下胎而灸，嬰得不免者，將何說哉。

樊阿注

# 附

# 《華佗神醫秘傳》校記

## 《中藏經》和《華佗神醫秘傳》
## 目錄的異同考

| 華佗神醫秘傳 | 華氏中藏經 |
|---|---|
| 論人法天地 | 人法天地論第一 |
| 論陰陽大要 | 陰陽大要調神論第二 |
| 論生成 | 生成論第三 |
| 論陽厥 | 陽厥論第四 |
| 論陰厥 | 陰厥論第五 |
| 論陰陽否格 | 陰陽否格論第六 |
| 論寒熱 | 寒熱論第七 |
| 論虛實大要 | 虛實大要論第八 |
| 論上下不寧 | 上下不寧論第九 |
| 論脈要 | 脈要論第十 |
| 論五色脈 | 五色（一作絕）脈論第十一 |
| 論脈病外內證訣 | 脈病外內證決論第十二 |
| 論生死大要 | 生死要論第十三 |
| 論病有災怪 | 病有災怪論第十四 |

　　共四十八論，每篇起首
都是「論」字，題下亦無
「第幾篇」。

　　共四十九論，論字在起
首或末尾不一定，還有兩篇
首尾均不帶論字。題下有第
幾篇的數字。多一篇，排在

第二十一，論五臟六腑虛實
寒熱生死逆順之法，是以下
十一論的起語，僅七十一
字。

　　《秘傳》卷一和《中藏經》的卷上、卷中，基本相同。
《中藏經》多一篇五臟六腑辨證的緒言；第四十六篇論三
瘧，多了三個藥方。

　　臟腑辨證即論五臟六腑虛實寒熱生死逆順脈證之法（秘
傳肝臟作生死逆從，其他皆作逆順）。二書對五臟六腑的序
列不同。《秘傳》為肝、心、脾、肺、腎、膽、小腸、胃、
大腸、膀胱、三焦。五臟在前，六腑在後，按五行木火土金
水生剋關係而排列，臟腑表裏關係的順序也對，和《外台》
相同。《中藏經》的排列順序為肝、膽、心、小腸、脾、
胃、肺、大腸、腎、膀胱、三焦。一臟一腑，表裏配合，五
行生剋相同，和《千金》一樣。

　　由此可見此二書的寫作時間，均在唐以前，六朝時代，
華佗弟子，述華佗遺意，並屢經後人修改，有此兩種版本傳
留。

# 點 校 記

## 卷一

〔1〕「則思過半矣」《中藏經》作「如其神耳」。

〔2〕「心生血……神仙不死矣」言出自《金匱至真要論》，而《素問‧至真要大論》無此一段文字。《金匱玉函經》、《金匱要略》均無此論。或當時別有傳本，今已佚。

〔3〕《中藏經》作「脈者乃氣血之先也」。

〔4〕《中藏經》作「順此者從也」，多一「也」字。

〔5〕《中藏經》於五臟絕之下無「木剋土」、「火剋金」、「金剋木」、「土剋水」、「水剋火」五句。

〔6〕「死」，《中藏經》作「病」。

〔7〕「治藥之法，宜為詳悉耳」。《中藏經》作「治療之法，宜深消息」。

〔8〕《中藏經》起句多一「凡」字。

〔9〕《中藏經》在「病有災怪」之前，起句為「病有災怪，何謂也」。

〔10〕「即在是矣」，《中藏經》作「當詳明矣」。

〔11〕「要不離於五臟六腑所生耳」。《中藏經》作「莫離於五臟六腑而生矣，所使之候配以此耳」。

〔12〕「皆起於勞而生也」。《中藏經》作「皆生於勞傷」。

〔13〕「凡人血氣衰弱」之上，《中藏經》起句多「傳屍者非一門相染而成也」，一句。

〔14〕「故曰傳屍」之下《中藏經》有「治療之方，備於篇末」一句。

〔15〕「少陽」二字乃衍文也。

〔16〕「陽明」二字乃衍文，《中藏經》所無。

〔17〕原為「又湯（此字疑訛）上而下降」，考《中藏經》為「又陽氣上而不降」。

〔18〕「太陽」二字衍文也。

〔19〕「虛則寒熱生死之證」，《中藏經》作「虛實寒熱生死之法」，「則」已改「實」。

〔20〕「寒則泄，熱則結，絕則利下不止而死」。《中藏經》作「寒則泄，熱則結，絕則泄利無度，利絕而死也」。

〔21〕「號小曹椽，名玉海也」，《中藏經》作「號小曹椽，又名玉海」。

〔22〕「總統於五腑」，《中藏經》作「總通於五腑」。

〔23〕「即應胞囊。小便不利，熱入膀胱則甚，氣急而小便黃澀也。膀胱寒則小便數而清白」。《中藏經》作「即應胞囊也，傷熱，則小便不利。熱入膀胱，則其氣急，而苦小便黃澀也。膀胱寒則小便數而清也」。

〔24〕「腹脹大者是也」，《中藏經》作「則其根在膀胱，四肢瘦小，其腹脹大者是也」。

〔25〕「人有熱則食不入」，《中藏經》作「人有熱則食不入胃」。

〔26〕「實則上絕於氣不行也」，《中藏經》作「實則上絕於心氣不行也」。

〔27〕「逆時皆逆」，《中藏經》作「逆則皆逆」。

〔28〕「或有痛絕」，《中藏經》作「肩痛也」。

〔29〕「死雞鳴也」，《中藏經》作「死時雞鳴也，其三焦之論，備云於後」。

〔30〕原作「上氣不上，下氣不下」，《中藏經》作「下氣不上，上氣不下」，據此改正。

〔31〕「故以三焦為人之三元氣，不亦宜乎」，《中藏經》作「故云，三焦者人之三元之氣也，宜修養矣」。

〔32〕《中藏經》仍有「痹者風寒暑濕之氣中於人，則使之然也，其於脈候形證治療之法，亦各不同焉」。

〔33〕《中藏經》「過」的下邊有一「多」字。

〔34〕「慎怒以全真，最為良矣」，《中藏經》作「慎喜怒以全真，此最為良法也」。

〔35〕「飲食過多」，《中藏經》作「飲酒過多」。

〔36〕原作「脾者肉之本，氣以食，則肉不榮」，據《中藏經》改為「脾者肉之本，脾氣已失，則肉不榮」。

〔37〕原作「肥膚不澤，則紋理疏」，《中藏經》作「肉不榮則肌膚不滑澤，肌肉不滑澤，則腠理疏」。「肥」改為「肌」。

〔38〕原作「不久」，據《中藏經》改為「久不」。

〔39〕原作「按舉」，《中藏經》作「舉按」。原作「而往來澀也」，《中藏經》作「而往來澀者是也」。

〔40〕《中藏經》在「不能」下，多「行步」二字。

〔41〕原作「要在詳明耳」，《中藏經》作「要在詳明，治療法列於後章」。

〔42〕「在外則發之」以下，《中藏經》有「在內

則」三字。據而補之。

〔43〕末句，《中藏經》作「故不可一揆而治者也」。

〔44〕原作「胸膈悶喘使昏冒者死」，據《中藏經》校改為「胸膈滿悶，喘促昏冒者死」。下一行「小便不通，狂者死」，據校改為「小便不通，發狂者死」。

〔45〕《中藏經》在末句之下仍有「治療之法，一一如左」，夾註云：「陸本，有方八道，在此後，印本無之，今附下卷之末」。

〔46〕原作「邪毒從內而注入腳者，名曰腳氣。……從外而入於腳膝者，名氣腳也」。《中藏經》則反是。

〔47〕《中藏經》起句作「人中百病，難療者莫過於水也」。

〔48〕原作「或因色興而敗精不出，或因迷寵而真髓多輸」。《中藏經》作「或因女色興，而敗精不出；或因迷寵不已，而真髓多輸」。

〔49〕「暖洗」，《中藏經》作「澡洗」。

〔50〕原作「分隊不散」，據《中藏經》改為「分遂不散」。對「分遂不散」亦不好理解，待考。

〔51〕原作「皮膚勿痹」，據《中藏經》校改為「皮膚不痹」。

〔52〕《中藏經》在末句之下還有「脈病之法，備說在前」八字。

〔53〕原作「病目證引水」，據《中藏經》校改為「病瞪目引水」。「病吐衄瀉血，其脈浮大者，數日死」，《中藏經》作「病吐衄瀉血，其脈，浮大牢數者

死」。

〔54〕原作「病脹滿四逆……」，《中藏經》作「病腹滿四逆……」。

〔55〕原作「熱病來汗出」，據《中藏經》校改為「熱病未汗出」。

〔56〕原作「脈小澀者死」，《中藏經》作「脈虛小澀者死」。

〔57〕原作「嘔而不食者死」，《中藏經》作「嘔而不入食者死」。

〔58〕原作「卒病，脈堅而細微者死」，《中藏經》作「卒死，脈堅而細者死」。

〔59〕原作「口臭不可近者死」，據《中藏經》改為「屍臭不可近者死」。

〔60〕原作「爪中青黑者死」，據《中藏經》校改為「爪中青黑色死」。

〔61〕「髮眉如衝起者死」，《中藏經》作「髮肩」。

〔62〕原作「心絕肩息，回盼目疾者死」，據《中藏經》校改為「心絕於腎，肩息，回眄，目直者，一日死」。

〔63〕原作「又足腫者，九日死」，據《中藏經》改為「又曰，足腫者九日死」。

〔64〕「又十日死」，據《中藏經》校改為「又曰，十日死」。《中藏經》最後另起一行為「凡此察聽之，更須詳酌者矣」。

## 卷二

〔1〕《普濟方》是明太祖第五子周定王朱橚所輯，孫思邈是隋末唐初人，如何見到明代人的作品。此書可能唐、宋、元、明、清歷經多次修訂。另一種原因，設想古時即有《普濟方》，思邈見之，朱橚取而增輯。例如《外台秘要》就保存了唐代以前現已失傳的三十七家古方。

硇砂，原作「鹵砂」，係排誤，已改。

〔2〕「刮骨肉骨，理筋外筋」，無其他版本可校，研究其文，姑改為「刮骨，理骨，理筋，補筋」，仍待考證。

「只求括理得法」，排誤，「括」字係「刮」字之誤。「而病家亦不得以須受刑理」，「刑」字係「刮」字排誤，均改。

〔3〕「四物女菀丸」不見醫書記載，四物湯始自局方。治下利，即泄瀉，非痢疾，宜加附子、肉桂。

「子有病治其母」實為巧思，兒科書有的提倡此法，乃出自華佗。

〔4〕以鄙見將原「其日先生適至主人許」改為「主人宿」，待考證。

〔5〕「腹中有蛇」，其他醫書均不載。華氏所治者或係絛蟲，誤為蛇。然望而知之，且速使湧吐而出，技亦神矣。

〔6〕原作「不吐腸瘟」，係排誤，改為「不吐腸癰」。

〔7〕原作「着有針經」，係排誤，改「着」為「著」。

〔8〕古之針粗，故宜淺刺。今刺腰腹可深刺五六寸。

胸背則不可深刺，以防氣胸。

〔9〕原作「襟同御」，排誤，改為「御同禦」。

〔10〕冷壽光，容成公，魯女生均見《後漢書‧華佗傳》傳末附列。房中術古為醫學之一派，荒誕邪淫，不可為法，李時珍已駁斥之。

〔11〕文中三「麨」字均作「麵」，排誤已改。

# 卷三

〔1〕服藥全麻，華佗發明，行之有效，已隔兩千餘年，直到最近才被應用。中醫中藥，在舊社會走了一個很長時期的技術保守的彎路。

〔2〕局麻內服藥，現在尚無人試用。

〔3〕深部局麻內服藥，亦無人試用。或因此書不傳，無人知道。

〔4〕外敷局麻，更屬簡單易行。

〔5〕有「麻醉藥」，還有「解麻醉藥」，華佗之技術神矣。

〔6〕神膏，在《後漢書‧華佗傳》中，曾與麻沸散並載之，人皆急欲一見。現由此書公開傳播，將來必有人實驗，而有益於病人。

〔7〕接骨方的功能，從藥方來看，化瘀，活血，止痛，效果迅速。希望骨科醫生實驗。

〔8〕此方當有良效，補精血，生津液，自可潤腸通便。

〔9〕華佗在兩千年前即發明浣腸藥，又能從肛門注藥治療大腸疾患。

〔10〕導尿術在兩千年前，華佗已經發明應用。

〔11〕華佗按摩神術十八勢，第十八「大坐伸兩腳，用當相手勾所伸腳著膝中……」，「用當相手」頗費解，只能理解為同側手。《千金要方》卷二十七有「天竺國按摩，此是婆羅門法」，內容與華佗相同。可證《秘傳》是唐以前的書。

〔12〕見《中藏經》卷下「療諸病藥方六十道」之第一方。

〔13〕交藤丸亦見《中藏經》卷下。

〔14〕明目丹亦見《中藏經》卷下。

「熬膏入煎藥」，「煎」字排誤，已改為「前」。

〔15〕醉仙，亦見《中藏經》卷下。

## 卷四

〔1〕原作「此由病發於湯」，排誤，改為「此由病發於陽」。

〔2〕原作「宜用乾薑四兩搗末，湯和一頓服」，按四兩乾薑，不可頓服，即以今之權量換算，當為三十六克，亦不宜頓服。「湯和」下有「一」字，知其漏排，臆斷改為「湯和一方寸匕」。

〔3〕原作「眉落，目損，唇形，聲嘶」，「形」字係排誤，臆斷改為「唇裂」。

〔4〕原作「可捧病人腹之」，「腹」字排誤，臆斷改為「可捧病人俯之」。

〔5〕原作「服別相去如人行六七里」，「別」字排誤，臆斷改為「則」字。

〔6〕原作「又灸足大趾下約中⋯⋯」，奪一「紋」字，已補。

〔7〕原兩句「津液竭」，均排誤為「津液渴」，已改。

〔8〕原作「防忌、葶藶」，排誤，已改為「防己，葶藶」。

〔9〕原作「發時則曰汗出」，排誤，改為「發時則自汗出」。

〔10〕原作「用羊肚系盛水令蘭，急系兩頭，熟煮，開取水⋯⋯」，「滿」字排誤為「蘭」，「煮熟」二字顛倒，已改。羊肚系的系為衍文。

〔11〕原作「乃能水火相劑」，排誤，改為「乃能水火相濟」。

無其他版本可考，對於上述錯字，屬於排誤者，均以臆斷改之，仍於此注明，待考。

注音及藥名解釋，均用圓括弧寫於句下。

## 卷五

〔1〕原作「或關元穴（二寸），或丹田穴（三寸）」按由臍到恥骨連合，骨度法折作五寸。氣海在臍下一寸五分，關元在臍下三寸，臍下二寸乃石門穴。道家稱人身臍下三寸曰丹田，實即關元穴。

〔2〕原作「合時須用端午日，不可使人見」，五月初的氣候初熱，尚不潮濕，為配藥季節，但不必一定在端午日。不可使人見，荒誕不經，不宜相信。

〔3〕「鏡銹」即銅銹。古時無玻璃，皆用銅鏡。

〔4〕「磁鋒」即今之陶針。取破磁片，以斧敲碎，選取其鋒極尖銳者，煮沸消毒，備用。

〔5〕「大腿彎中有紫筋」即委中穴，當穴處的靜脈上點刺放血。

〔6〕熱牛屎治病，乃民間偏方，其來源於華佗。

〔7〕可謂之「隔卵灸」，其法甚奇。

〔8〕「蛇形瘡」即帶狀疱疹。

〔9〕原作「胡紛」，乃「胡粉」之排誤，已改。

〔10〕原作「信用人參」，乃「倍用人參」的排誤，已改。

〔11〕原作「紅腰堅硬」，乃「紅腫堅硬」的排誤，已改。

〔12〕原「搔爬」以下之字模糊不清，據上下文義，應為「愈搔爬而愈癢」，已補。

〔13〕「蘿蔔種」，即「萊菔子」。

〔14〕「虢丹」，即黃丹的古籍別名，係用黑鉛和硝黃、礬煅煉而成黃色之丹藥。內服墜痰鎮心，外敷拔毒生肌，用作解熱解毒藥。又為專供外科製造膏藥之賦形要品。

〔15〕原作「曬乾候周」，係「曬乾候用」之排誤，已改。

〔16〕原作「治法如百草霜」，排誤，改為「治法用百草霜」。

# 卷六

〔1〕原作「炙乳下一寸黑圓際」，「炙」係「灸」字

排誤。黑圓際乃乳暈之邊際，穴名乳根。

〔2〕原作「右治下篩」，係「右制下篩」之排誤，已改。

〔3〕原作「空腹未飲下方寸匕」，據同頁治赤白帶下方相校，去掉「未」字，改為「空腹飲下方寸匕」。

〔4〕原作「乃跣以溫湯」，顯係排誤，改為「乃洗以溫湯」。

〔5〕斷產二方，墮胎一方，最早見於此書，其他書有的轉載。

〔6〕原作「廿草」，乃手民排誤，改「甘草」。

〔7〕古無鐘錶，以一晝夜為三十「須臾」。

## 卷七

〔1〕後世稱此方名「保產無憂散」。

〔2〕原作「空心腹」，係排誤，改為「空心服」。

〔3〕原作「方寸匙」，排誤，改為「方寸匕」。

〔4〕治逆生，腳先出。「以鹽塗兒足底，又可急爪搔之，並以鹽摩產婦腹上」，華佗首先發明，其他產科書有的轉載。

〔5〕原作「方寸匙」，排誤，改為「方寸匕」。

〔6〕東流水，東向灶，葦薪，均涉及怪誕迷信，不可拘泥。

〔7〕「方寸匙」，排誤，改「方寸匕」。

〔8〕原作「蜜如丸桐子大」，排誤，改為「蜜丸如桐子大」。

〔9〕原作「方寸匙」，排誤，改為「方寸匕」。

〔10〕原作「查取二升半」，排誤，改「煮取」。

〔11〕原作「內地龍沸之，刮淨去地龍」，排誤，改為「內刮淨地龍沸之，去地龍」。

〔12〕原作「入醇酒一碗中」，多一「中」字，已改。

〔13〕原作「一劑不差更合」，據產後蓐勞方校改為「一劑不差，更作」。

〔14〕原作「方寸匙」，係排誤，改為「方寸匕」。

〔15〕應加「水煎頓服」。用圓括弧表示點校者所加。

〔16〕「方寸匙」係排誤，改為「方寸匕」。

〔17〕原作「五茄皮」，排誤，改為「五加皮」。

## 卷八

〔1〕原作「攪不調手」，改為「攪不停手」，以正排誤。

〔2〕竹瀝原缺量數，增為一瓶。

〔3〕「腹痛夭糾」疑有訛誤，待考。

〔4〕「以酒、飲、乳服」，飲即指湯，如米飲即米湯。在此指開水，即用酒加開水和乳汁送服。

〔5〕「右甜不醋漿水」疑有訛誤，待考。

〔6〕原作「半錢匙」，排誤，改為「半錢匕」。

〔7〕原作「右以水二升半，煮取二升半」，排誤，應作「以水二升半，煮取一升半」。

〔8〕原作「共為米，米糊丸」，排誤，應作「共為末，米糊丸」。已改。

〔9〕原作「仙靈牌根」排誤，改為「仙靈脾根」。

〔10〕治小兒耳瘡，耳爛，鼻瘡三方「敷」字均誤排作「傅」，已改。按傅古通敷，改之免加注。

〔11〕原作「或偏及全舌」，排誤，應作「或遍及全舌」。已改。

〔12〕原作「無鮮者，可附乾生地」，排誤為「無鮮者，可用乾生地」，已改。

〔13〕原作「和胡粉傅之」，排誤，已改為「敷」。

〔14〕此方甚妙，天柱骨即督脈大椎穴，為六陽之會，通手足三陽經，陽盛則能轉軟為正常。回憶四十餘年前，余曾遇此症，因年輕缺乏經驗，束手無策，坐視患者之父母失望抱兒而去，迄今引以為憾。今讀此方益悔，恨見此書之晚。

〔15〕「和髓敷臍中」，排誤為「傅」，已改。

〔16〕「或搗垣衣」，殊不可解，疑有訛誤，又無別本可校，姑存疑待考。

〔17〕原作「和傅之」，排誤，改為「和敷之」。

〔18〕原「方寸匙」，排誤，改為「方寸匕」。

〔19〕治小兒發遲一「傅」字，治小兒面瘡二「傅」字，皆排誤，均改「敷」。

〔20〕原作「以水二碗，煎取二碗」，排誤，改為「煎取一碗」。

〔21〕治小兒惡瘡，二「傅」字，治小兒浸淫瘡一「傅」字，治小兒濕癬一「傅」字，排誤，均改為「敷」。

〔22〕原作「或熟塗之」，排誤，改為「或熱塗之」。

〔23〕所謂「本痘」，即從出天花的兒童痘灌漿時取漿給健康兒童接種。在未發明牛痘苗以前，全用此法預防。有交叉感染其他傳染病的危險，所以說：「安全穩妥，實較種本痘者萬萬。」

## 卷九

〔1〕原方最後僅一「冬」字，校加麥字於冬上，量為三升，全量計七升九兩強，「右以水二升，煮竹葉取七升二合」，排誤，應為「以水二斗」，已改。

〔2〕原作「下篩三和合和」，排誤，校改為「三味合和」。

以下二「匕」字，均排誤為「匙」，已改。

〔3〕原作「匙」，排誤，校改為「匕」。

## 卷十

〔1〕原作「印成鹽」，排誤，校改為「戎鹽」。

〔2〕原三個「敷」字均排誤為「傅」，已改。

〔3〕原作「蒸令熱」，排誤，校改為「熟」。

## 卷十一

〔1〕原作「小許」，係排誤，校改為「少許」。

〔2〕原作「惟炙上心穴」，「炙」係「灸」字之誤。「上心穴」，察經外奇穴，並無此名，或係「灸眉心穴」即印堂。姑且改之，待考。

〔3〕原作「枇杷煎三片」，排誤，校改為「枇杷葉三片」。

〔4〕原作「裏取一碗」，排誤，校改為「煮取一碗」。

## 卷十二

〔1〕原作「以半錢七綿裏」，排誤，校改為「半錢匕」。製法原作「蜜和丸」，落一「小」字，已校增為「蜜和小丸」。

〔2〕原作「骨鰂魚骨」，係排誤，校改為「烏賊魚骨」。

〔3〕原作「搗末，以傅齒上」，排誤，校改為「搗末，以敷齒上」。

## 卷十三

〔1〕原作「也漿飲服一方寸匙」，應作「椰漿飲服一方寸匕」。已改，待考。

〔2〕原作「水服方寸匙」，排誤，校改為「水服方寸匕」。

## 卷十四

〔1〕華佗皮膚科有些美容藥如「面膏」之類，那是兩千年前的方法。現在美容面膏，種類甚多，不需要再用古方配製。還有面黑使白，人工美不如健康美。髮白使黑，亦無此必要。因此對一部分藥方刪方存目。

能治常見皮膚病的如雀斑、痤瘡、瘢痕等方，則不但保留，且應盡力推廣，以有利於人民的文明禮貌，美觀大方。

## 卷十五

〔1〕原「牡丹」下漏字，校改應增「皮」字。

〔2〕原作「續繼」，排誤，校改為「續斷」。

〔3〕治墮傷淤血方，治墮馬方，三處「匕」字，均排誤為「匙」，已校改。

〔4〕治頭額跌破方，治頜脫方，「敷」均排誤為「傅」，已校改。

〔5〕治破傷風方，治中箭毒方，治杖傷方，「敷」字均排誤為「傅」，已改。

〔6〕孫思邈此注甚詳。即或輯注為後人假託思邈之名，而此人之博學多識，無愧於思邈。

〔7〕原作「血渴」，係排誤，校改為「血竭」。

〔8〕原作「天靈苔」，係排誤，校改為「天靈草」，並用圓括弧加注。

〔9〕治竹木入肉方，治鐵針入肉方，治瓷片入肉方，治骨刺入肉方，「敷」字均排誤為「傅」，已校改。

## 卷十六

〔1〕原作「並時行澡洗」，係排誤，校改為「並時行洗澡」。

〔2〕水粉，即輕粉之古籍別名，見《和漢藥考》。

## 卷十七

〔1〕救中惡方，救客忤方，「灸」字均排誤為「炙」，已校改。

〔2〕原作「治法炙臍上一寸七壯」，係排誤，校改為「治法：炙臍上一寸七壯」。兩穴位，均用圓括弧注於句下。

〔3〕原作「炙瘡中十壯」，排誤，校改為「灸瘡中十壯」。救蜘蛛螫方，前上。

## 卷十八

〔1〕最後的圓括弧內為點校者所加。

〔2〕原書「蛇生腹中」、「鱉生腹中」、「臂生鳥鵲」等為多數醫書所未載，亦未聞醫生有遇其病者，故存目，姑妄記之。

〔3〕此症於臨床亦曾遇見。治法以針尖輕輕點刺其舌尖，舌即縮回。

〔4〕原作「牙」，係手民之誤，校改為「邪」。

〔5〕原作「破古紙」，係排誤，改為「破故紙」。

〔6〕「煎湯頓服」，「頓」下原漏字，已增「服」字。

〔7〕「胃中有蛇」，其他醫書所無，存目備考。

## 卷十九

〔1〕原在「凡犬」之下漏字，校增一「被」字。

## 卷二十

〔1〕取紅鉛法，怪誕不經，不可輕信，而古書多有之。李時珍在《本草綱目》中，已批判其荒謬。

## 卷二十一

〔1〕原作「酒服方寸匙」，校改為「酒服方寸匕」。

〔2〕原作「能強記不忌」，係排誤，校正為「能強記不忘」。

## 卷二十二

〔1〕原作「眾醫皆以為蹶中」，按《史記》校勘為「眾醫皆以為蹶入中」，落一「入」字，已增。

〔2〕原作「先病肝，後痰肺」，排誤，按《史記》校勘為「先病肝，後病肺」。

〔3〕原作「吾謂五師有膽，倉公有識」，係排誤，校正已改「五」為「吾」。按樊阿這條評語，有科學態度，既不亢倉公，亦不卑華佗。醫生如果有膽有識，最為理想。

# 古今度量衡對照表

| 年　　代 | 朝代 | | 尺　　度 | | 容　　量 | | 衡　　量 | | |
|---|---|---|---|---|---|---|---|---|---|
| | | | 一尺合市尺 | 一尺合厘米 | 一升合市升 | 一升合毫升 | 一斤*合市兩 | 一兩*合市兩 | 一兩*合克數 |
| 約公元前11世紀—前221年 | 周 | | 0.5973 | 19.91 | 0.1937 | 193.7 | 7.32 | 0.46 | 14.30 |
| 公元前221年—前207年 | 秦 | | 0.8295 | 27.65 | 0.3425 | 342.5 | 8.26 | 0.52 | 16.13 |
| 公元前206年—公元25年 | 西漢 | | | | | | | | |
| 25—220年 | 東漢 | | 0.6912 | 23.04 | 0.1981 | 198.1 | | | |
| 220—265年 | 魏 | | 0.7236 | 24.12 | | | 7.13 | 0.45 | 13.92 |
| 265—420年 | 晉 | 西晉 | 0.7236 | 24.12 | 0.2023 | 202.3 | | | |
| | | 東晉 | 0.7335 | 24.45 | | | | | |
| 420—589年 | 南朝 | 南宋 | 0.7353 | 24.51 | | | | | |
| | | 南齊 | | | 0.2972 | 297.2 | 10.69 | 0.67 | 20.88 |
| | | 梁 | | | 0.1981 | 198.1 | 7.13 | 0.45 | 13.92 |
| | | 陳 | | | | | | | |
| 386—581年 | 北朝 | 北魏 | 0.8853 | 29.51 | | | 7.13 | 0.45 | 13.92 |
| | | 北齊 | 0.8991 | 29.97 | 0.3963 | 396.3 | 14.25 | 0.89 | 27.83 |
| | | 北周 | 0.7353 | 24.51 | 0.2105 | 210.5 | 8.02 | 0.50 | 15.66 |
| 581—618年 | （開皇）隋（大業） | | 0.8853 | 29.51 | 0.5944 | 594.4 | 21.38 | 1.34 | 41.76 |
| | | | 0.7065 | 23.55 | 0.1981 | 198.1 | 7.13 | 0.45 | 13.92 |

續表

| 年　　代 | 朝代 | 尺　　度 | | 容　　量 | | 衡　　量 | | |
|---|---|---|---|---|---|---|---|---|
| | | 一尺合市尺 | 一尺合厘米 | 一升合市升 | 一升合毫升 | 一斤 *合市兩 | 一兩 *合市兩 | 一兩 *合克數 |
| 618—907 年 | 唐 | 0.9330 | 31.10 | 0.5944 | 594.4 | 19.1 | 1.19 | 37.30 |
| 907—960 年 | 五代 | | | | | | | |
| 960—1279 年 | 宋 | 0.9216 | 30.72 | 0.6641 | 664.1 | | | |
| 1279—1368 年 | 元 | | | 0.9488 | 948.8 | | | |
| 1368—1644 年 | 明 | 0.9330 | 31.10 | 1.0737 | 1073.7 | | | |
| 1644—1911 年 | 清 | 0.9600 | 32.00 | 1.0355 | 1035.5 | | | |

★均為十六進位制。

# 古方中幾種特殊計量單位的說明

在古方中，除了上述計量單位外，還有方寸匕、錢匕、刀圭等，分別列舉如下，以供參考。

## 1. 方寸匕

是依古尺正方一寸所製的量器，形狀如刀匕。一方寸匕的容量，約等於現代的 2.7 毫升；其重量，金石藥末約為 2 克，草木藥末約為 1 克。

## 2. 錢匕

用漢代的五銖錢幣抄取藥末以不落為度者稱一錢匕，分量比一方寸匕稍小，合一方寸匕的十分之六七。半錢匕者，係用五銖錢的一半面積抄取藥末，以不落為度，約為一錢匕的 1/2。錢五匕者，是指藥末蓋滿五銖錢邊的「五」字為度，約為一錢匕的 1/4。

## 3. 刀圭

形狀像刀頭的圭角，端尖銳，中低窪。一刀圭約等於一方寸匕的 1/10。

## 4. 字

古以銅錢抄取藥末，錢面共有四字，將藥末填去錢面一字之量，即稱一字。

## 5. 銖

古代衡制中的重量單位。漢以二十四銖為一兩，十六兩為一斤。

（以上選自《中藥大辭典》附編）